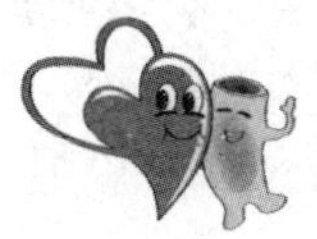

家庭必备偏验方系列

风湿性疾病偏验方

主编　马　骁

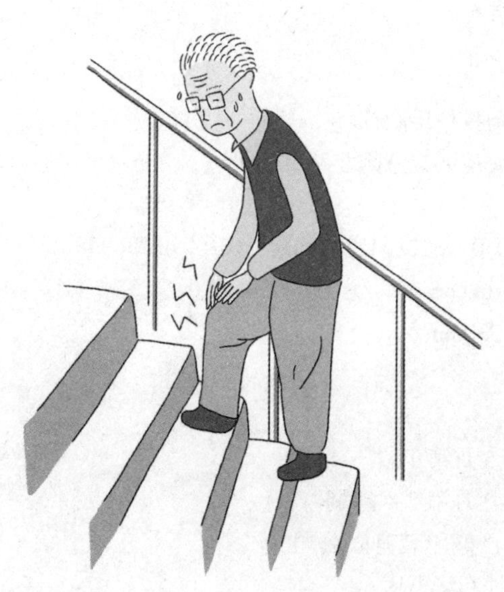

中国医药科技出版社

内容提要

本书辑录了民间流传、医家常用治疗风湿性疾病的偏验方，共分为类风湿关节炎、痛风性关节炎、骨性关节炎、肩关节周围炎、筋骨疼痛及痹证等章节。全书以中医药理论为依据，以辨证施治为原则，依托中医证型，进行分门别类，去粗存精，使之更加贴近临床。以期达到读之能懂，学以致用，用之有效的目的。可供基层临床医生及患者参考使用。

图书在版编目（CIP）数据

风湿性疾病偏验方 / 马骁主编 . — 北京：中国医药科技出版社，2017.5

（家庭必备偏验方系列）

ISBN 978-7-5067-9033-8

Ⅰ. ①风…　Ⅱ. ①马…　Ⅲ. ①风湿病—土方—汇编　Ⅳ. ① R289.5

中国版本图书馆 CIP 数据核字（2017）第 015375 号

美术编辑　陈君杞

版式设计　也　在

出版　中国医药科技出版社

地址　北京市海淀区文慧园北路甲 22 号

邮编　100082

电话　发行：010－62227427　邮购：010－62236938

网址　www.cmstp.com

规格　880×1230mm 1/32

印张　5

字数　105 千字

版次　2017 年 5 月第 1 版

印次　2020 年 3 月第 2 次印刷

印刷　三河市百盛印装有限公司

经销　全国各地新华书店

书号　ISBN 978-7-5067-9033-8

定价　25.00 元

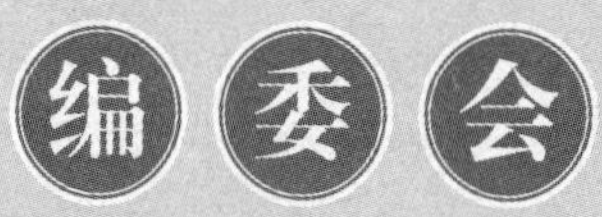

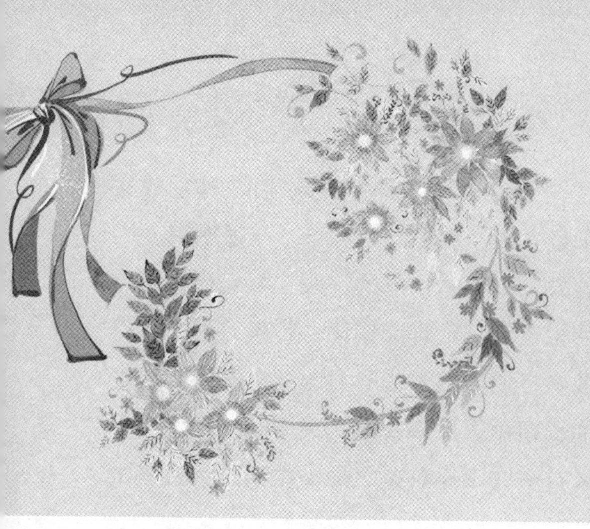

前　言

古人有“千方易得，一效难求”的说法。《内经》有“言病不可治者，未得其术也”。“有是病，必有是药（方）”。对于一些家庭常见疾病，一旦选对了方、用对了药，往往峰回路转，出现奇迹。

本丛书包括：呼吸疾病、消化疾病、糖尿病、高血压、心血管疾病、高脂血症、痛风、肝病、肾病、肿瘤、风湿性疾病、男科疾病、妇科疾病、儿科疾病、美容养生、失眠、疼痛、五官科疾病，共计18分册。每册精选古今文献中偏验方几百首，既有中药内服偏验方，又有中药外用偏验方和食疗偏方。每首偏验方适应证明确，针对性强，疗效确切，是家庭求医问药的必备参考书。

本套丛书引用、收集了民间流传、医家常用以及一些报刊、书籍所载的偏验方，并以中医药理论为依据，以辨证施治为原则，依托中医证型，进行分门别类，去粗存精，避免了众方杂汇、莫衷一是的弊端，使之更加贴近临床，贴近患者，贴近生活，以期达到读之能懂、学以致用、用之有效的目的。

本书收载了大量治疗风湿性疾病的有效中药内服偏验方、中药外用偏验方和食疗偏方，每方包括组成、制法用法和功效主治。其内容丰富，用料采集方便，制作介绍详细，用法明确。

需要提醒的是，偏验方只是辅助治疗的手段，并且因患者病情分型不同，治疗也会大相径庭，若辨证错误，结果可能会适得其反。所以，强烈建议读者在使用书中偏验方时务必在医生指导下使用，并且使用时间的长短由医生来决定。由于我们的水平和掌握的资料有限，书中尚存一些不尽善美之处，敬请广大读者批评指正。

编者

2016 年 10 月

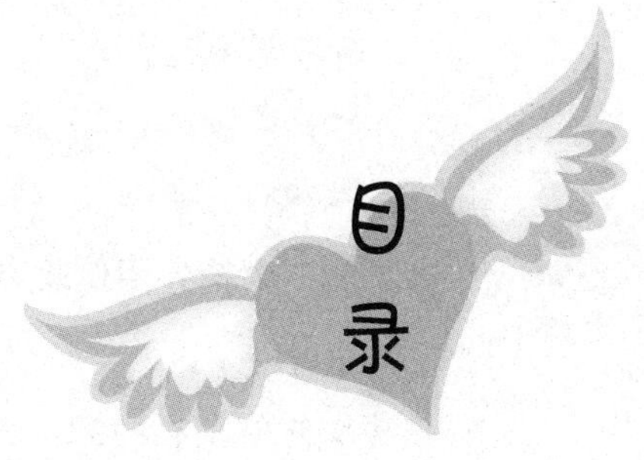

第一章　类风湿关节炎　/　1

第三章　骨性关节炎　/　50

第六章 痹证 / 109

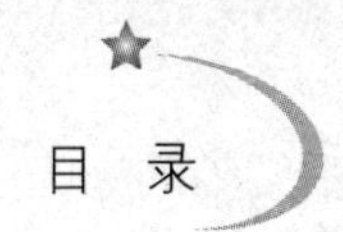

第一章　类风湿关节炎

类风湿关节炎又称类风湿，是一种病因尚未明了的慢性全身性炎症性疾病，以慢性、对称性、多滑膜关节炎和关节外病变为主要临床表现，属于自身免疫疾病。首发症状可出现于关节症状出现之前数周或数月。其表现早期为一个或两个关节僵硬，运动时疼痛，但关节外观无异常，以后逐渐肿胀。急性发病者可多个关节同时肿胀。自发性疼痛，呈游走性。以后可发展成对称性多关节炎。多数病人关节受累为对称性多关节炎，表现有红、肿、热、痛，晚期可以造成关节畸形及功能障碍还可以累及心、肺等，造成多系统损害。根据临床表现，本病有急性和慢性之分，且病程缠绵难愈，根治颇难。在临床上较为常见。

类风湿关节炎，属中医痹证中的尪痹范畴，是一种结缔组织疾病。

第一节　中药内服偏验方

麻附杏甘汤

【组成】生麻黄（后下）15g，白术12g，薏苡仁、鸡血藤、金雀根各30g，熟附子、桂枝、生甘草各9g。

【制法用法】每剂煎3次，每次200ml。每日1剂，热时服用。禁食酸、冷，忌冷水、受凉。

【功效主治】祛风、散寒、除湿、活血。主治类风湿关节炎。

黄芪苡仁汤

【组成】黄芪、薏苡仁各30g，川芎、当归各15g，麻黄、防风、制川乌、防己、白术各10g，羌活、独活、苍术、木香、甘草各9g。

【制法用法】每剂煎3次，每次200ml。每日1剂，热时服用。禁食酸、冷，忌冷水、受凉。

【功效主治】祛风、散寒、除湿、活血。主治类风湿关节炎。

白虎桂枝汤

【组成】生石膏100g，知母、白术各15g，黄柏、牛膝各12g，苍术10g，桂枝、生甘草各30g。

【制法用法】每剂煎3次，每次200ml。每日1剂，热时服用。禁食酸、冷，忌冷水、受凉。

【功效主治】清热通络、祛风除湿。主治类风湿关节炎。

黄芩汤

【组成】生黄芪、狗脊、白芍、延胡索、薏苡仁、猪苓、茯苓、鸡血藤各30g，莪术、当归、补骨脂、骨碎补各15g，熟地黄12g。

【制法用法】每剂煎3次，每次200ml。每日1剂，热时服用。禁食酸、冷，忌冷水、受凉。

【功效主治】补肝益肾、补益气血。主治类风湿关节炎。

左归饮

【组成】生地黄、赤芍、猪苓、茯苓、薏苡仁、延胡索、鸡血藤各30g，首乌、女贞子、旱莲草各20g，熟地黄、炮穿山甲各15g，山茱萸12g。

【制法用法】每剂煎3次，每次200ml。每日1剂，热时服用。禁食酸、冷，忌冷水、受凉。

【功效主治】滋阴清热、通络止痛。主治类风湿关节炎。

知母桂芍汤

【组成】知母、桂枝各12g，忍冬藤、白芍、狗脊、茯苓、薏苡仁、猪苓、威灵仙、鸡血藤、延胡索各30g，黄柏10g，补骨脂、骨碎补、炮穿山甲、白芥子各15g，炙甘草9g。

【制法用法】每剂煎3次，每次200ml。每日1剂，热时服用。禁食酸、冷，忌冷水、受凉。

【功效主治】滋阴清热、通络止痛。主治类风湿关节炎。

黄芪白鹿汤

【组成】生黄芪60g，淫羊藿、制南星、仙茅、川芎各15g，白芥子、晚蚕沙各15g，生地黄、薏苡仁、茯苓、猪苓、延胡索各30g，鹿角粉（冲）、龟甲粉（冲）各12g。

【制法用法】每剂煎3次，每次200ml。每日1剂，热时服用。禁食酸、冷，忌冷水、受凉。

【功效主治】养肝强筋、培补脾肾、逐瘀祛痰、通络止痛。主治类风湿关节炎。

全蝎蜈蚣乌梢蛇散

【组成】全蝎、蜈蚣、乌梢蛇各等份。

【制法用法】焙干研粉，各等份装胶囊。每次2粒，每日3次，吞服。

【功效主治】养肝强筋、通络止痛。主治类风湿关节炎。

地鳖虫酒

【组成】地鳖虫 6g~10g。

【制法用法】温火焙干研细末。用酒送服，每日 2 次，每次 3g~4g。

【功效主治】疏经活络、活血化瘀。适用于类风湿关节炎。

蜈蚣酒

【组成】活蜈蚣 3~5 条或干品 20g。

【制法用法】置于白酒 500ml 中，密封 7~10 日后可饮用。每日 2 次，每次 10ml~15ml。

【功效主治】疏经通络、活血化瘀。适用于各型类风湿关节炎。

桑椹酒

【组成】新鲜桑椹、红糖各 100g，鲜桑枝 200g，白酒 200ml。

【制法用法】将桑枝洗净，晾干水分，切成 2cm 长小节，与桑椹、红糖一同入酒中浸泡，1 个月后饮用。每日 2 次，每次 30ml~60ml。

【功效主治】补肝肾、祛风湿、利血脉。适用于类风湿关节炎有热象者。

乌头汤

【组成】制川乌、制草乌各10g，麻黄、甘草各6g，归尾、白芍、牛膝、木瓜、黄芪、五加皮各15g，细辛3g。

【制法用法】水煎服。每日1剂，分3次服用。

【功效主治】祛寒除湿、通络止痛。适用于类风湿关节炎。

荆地细辛汤

【组成】生地黄30g，花粉、牛膝、徐长卿各12g，蜈蚣3条，荆芥、七叶一枝花各9g，细辛5g。

【制法用法】水煎服。每日1剂，分3次服用。

【功效主治】通络散瘀、舒筋止痛、补肝益肾。适用于类风湿关节炎。

龙蛇散

【组成】地龙25g，全虫2g，白花蛇1条，蜂房、乌梢蛇各6g。

【制法用法】胶囊。上药烘干，共研细末，和匀过筛后，装入空心胶囊，收贮备用。每次服4~6粒，日服3次，温开水送服。服完一料为1疗程。

【功效主治】祛风胜湿、祛瘀通络。主治类风湿关节炎。

龙蛇虫散

【组成】蕲蛇、地龙各40g，土鳖虫、威灵仙、僵蚕、蜈蚣各25g，麻黄10g。

【制法用法】上药共研极细末，和匀，贮瓶备用。每次服5g，日服2次，白开水送服。重症者可日服3次。一个月为1疗程。

【功效主治】祛风通络、散寒止痛。主治类风湿关节炎。

龙蛇蜂房散

【组成】地龙80g，全蝎6g，蕲蛇（或白花蛇）、蜂房（可用吊子风代）20g。

【制法用法】上药焙干，共研细末，贮瓶备用。每次服3g，日服2次。

【功效主治】祛风通络、止痛散结、清热止痉。主治类风湿关节炎。

绿豆肉桂丸

【组成】绿豆200g，肉桂25g。

【制法用法】糊丸。先将绿豆、肉桂分别研为细末。再将绿豆末与凉水搅拌均匀，置火上边煮边搅成期状后冷却，加入肉桂末，合匀成丸，如梧桐子大，放通风处少许时，再加朱砂为衣，晾干装瓶备用。每次服7~13粒，一日服3次，用酒送下。1个月为1疗程。

【功效主治】温经、散寒、止痛。主治类风湿关节炎（寒湿痹阻型）。

乌梢地龙散

【组成】乌梢蛇100g，地龙30g。

【制法用法】取活乌梢蛇（去内脏）焙干，按上比例配入地龙，共研极细末，贮瓶备用。每次服3~5g，每日服3次，酒水各半送服。

【功效主治】搜风、通络、止痛。主治类风湿关节炎。

忍冬藤方

【组成】忍冬藤75g，党参、当归、生地黄、茯苓各60g，制川乌、制草乌各30g，秦艽、牛膝各25g，红花、虎杖、防风、路路通各15g。

【制法用法】糖浆。上药加水煎煮3次，每次煮沸1小时，过滤，合并3次滤液，加热浓缩至500ml，再加冰糖100g，烊化和匀即成。贮瓶备用。每次服15~30ml，每日服3次。

【功效主治】祛风除湿、益气活血、清热止痛。主治类风湿关节炎。

青风藤散

【组成】青风藤90g，麻黄6g。

【制法用法】上药共研极细末，和匀，贮瓶备用。每次服30~90g，每日服2~3次黄酒送服，或水煎服，黄酒为引。60天为1疗程。

【功效主治】祛风散寒、通络止痛。主治类风湿关节炎。

乳香丸

【组成】苍术60g，川芎、当归、制川乌各30g，丁香15g，乳香、没药各9g。

【制法用法】枣肉丸。上药共研细末，和匀，以枣肉为丸，如梧桐子大，贮瓶备用。每次服6g，日服2次，温开水送服。

【功效主治】祛除寒湿、活血止痛。主治类风湿关节炎，风湿性关节炎，坐骨神经痛。

黄芪白芍方

【组成】黄芪、白芍各25g，伸筋草、透骨草各15g，丹参20g，桂枝、当归、雷公藤（制）、青风藤、鹿衔草、牛膝各7.5g，炙甘草5g。

【制法用法】冲剂。上药加水煎煮3次，每次煮沸1小时，过滤，合并3次滤液，加热浓缩成稠膏状，加淀粉，混合均匀，低温干燥，共研细末，用60%乙醇湿润，和匀，制成颗粒，低温干燥，贮瓶备用。每次服20~25g，日服2次，白开水冲服。

【功效主治】益气活血、祛风除湿、舒筋通络。主治类风湿关节炎，系统性硬皮病，雷诺病。

黄芪土茯苓膏

【组成】黄芪50g，土茯苓30g，当归、白芍、地龙、桂枝各15g，乳香、没药、天南星、甘草各10g。

【制法用法】上药以5倍量，加水煎煮3次，每次煮沸1小时，过滤，合并3次滤液，加热浓缩成清膏，再加蜂蜜300g收膏即成。收贮备用。每次服15~30g，每日服3次。或上方按常规煎服，每日1剂。1个月为1疗程。

【功效主治】益气活血、蠲痹通络。主治类风湿关节炎。

黄芪秦艽丸

【组成】黄芪50g，秦艽、青风藤、海风藤各20g，防己、桃仁、红花、地龙、桂枝、穿山甲、白芷、白鲜皮、甘草各15g。

【制法用法】上药共研细末，和匀，水泛为丸，如梧桐子大，贮瓶备用。每次服6~9g，每日服3次，温开水送服。

【功效主治】祛风除湿、益气活血、通络止痛。主治类风湿关节炎。

川乌龙蛇丸

【组成】制川乌、蜂房、桂枝、甘草各 10g，黄芪、穿山龙、地龙、青风藤、钻地风、僵蚕、乌梢蛇、白芍各 15g。

【制法用法】蜜丸。上药以 5 倍量，共研细末，和匀，炼蜜为丸，如梧桐子大，贮瓶备用。每次服 6~9g，每日服 3 次，温开水送服。或黄酒送服尤佳。20 天为 1 疗程。

【功效主治】祛风除湿、益气通络。主治类风湿关节炎。

附子地黄丸

【组成】制附子、熟地黄、白芥子、黄芩、苍术、白术、汉防己、泽泻、独活、牛膝、甘草各 10g，麻黄 5g。

【制法用法】蜜丸。上药共研细末，和匀，炼蜜为丸，如梧桐子大，贮瓶备用。每次服 6~10g，一日服 3 次，黄酒送服，或温开水送服亦可。

【功效主治】温阳解凝、除湿消肿。主治类风湿关节炎。

桃红胆星膏

【组成】桃仁、红花、地龙、䗪虫、穿山甲各 10g，白芥子、川芎各 9g，胆南星 6g，威灵仙、生地黄、当归、乌梢蛇、僵蚕各 15g。

【制法用法】上药加水煎煮 3 次，滤汁去渣，合并 3 次滤液，加热浓缩为清膏，再加蜂蜜 30g 收膏即成。收贮备用。每次服 15~30g，每日服 2 次，白开水调服。

【功效主治】活血化瘀、祛风化痰、通络止痛。主治慢性关节痛。

豨莶草膏

【组成】制豨莶草、鸡血藤各30g，熟地黄、桑寄生、白芍药各20g，杜仲、牛膝、狗脊、续断、独活、秦艽、党参、茯苓、当归、龟甲胶、鹿角胶各15g，骨碎补10g，川芎9g。

【制法用法】上药除龟甲胶、鹿角胶外，余药加水煎煮3次，滤汁去渣，合并3次滤液，加热浓缩为清膏，再将龟甲胶、鹿角胶加适量黄酒浸泡后隔水炖烊，冲入清膏和匀，最后加蜂蜜30g收膏即成。收贮备用。每次服15~30g，每日服2次，白开水调服。

【功效主治】补益肝肾、祛风活血。主治慢性关节痛。

鹿藤散

【组成】生鹿角、双钩藤、乌梢蛇、杭白芍、豨莶草、金狗脊、伸筋草各10g，桑寄生、嫩桑枝各15g，生地黄、熟地黄各5g，酒当归、酒地龙各6g，川桂枝、酒川芎、炙甘草节、狗骨胶各3g。

【制法用法】上药共研极细末，和匀过筛，贮瓶备用。每次服9~15g，每日服3次，白开水冲服。或以黄酒送服。亦可水煎服。

【功效主治】活血通络、益肾壮骨、清热祛风、散寒止痛。主治类风湿关节炎。

补骨脂丸

【组成】补骨脂、巴戟天、赤芍、白芍、炙甘草、节菖蒲各5g，桑螵蛸、乌梢蛇肉、地龙肉、酒当归各6g，桑寄生、嫩桑枝各15g，伸筋草、生银杏（连皮打）、川桂枝各2.4g，酒川芎、狗骨胶（可用狗胫骨胶倍量代）各3g。

【制法用法】蜜丸。上药共研细末，和匀，炼蜜为丸，每丸重 9g，分装备用。每次服 1 丸，每日服 3 次，白开水调服。

【功效主治】壮筋骨、补肾气、散风寒、止遗尿。主治类风湿关节炎恢复期兼夜间遗尿者。

豨莶草老鹳草方

【组成】豨莶草、老鹳草各 30g，山豆根、威灵仙、独活各 15g，托盘根、苍术各 10g，制草乌 0.25g（以上药材，除制草乌外，均用鲜品）。

【制法用法】浓缩丸。将上列药材（生草乌除外），切碎，加水煎煮 2 次，每次煮沸 1 小时，过滤去渣，合并 2 次滤液，浓缩成膏，加入生草乌细粉，充分拌匀，搓制丸，甘草粉为衣。贮瓶备用。每次服 1 丸，每日服 2 次，白酒微温送下。若服后全身有麻感，有目眩，则下次服用减量三分之一丸。

【功效主治】祛风湿、止痹痛。主治类风湿关节炎及风湿性关节炎。

当归木瓜方

【组成】当归 9g，木瓜、川芎、桂枝、桑寄生、秦艽、威灵仙、地龙、独活、赤芍、制川乌、骨碎补、防风、羌活、麻黄、虎骨胶（可用狗胫骨胶倍量代之）、五加皮、胆南星各 6g，乳香、没药各 4.5g，熟地黄 18g。

【制法用法】蜜丸。上药共研细末，和匀，以 1.3 倍量的炼蜜调和为丸，每丸重 6g。贮瓶备用。每次服 1 丸，日服 1~2 次，温开水送服。

【功效主治】祛风除湿、活络止痛。主治类风湿关节炎，风湿性关节炎，筋骨疼痛。

红花灵仙散

【组成】红花6g，当归、秦艽、防风、木瓜、牛膝、威灵仙、萆薢、苍术、茯苓各9g，桑寄生12g。

【制法用法】上药共研极细末，和匀，贮瓶备用。每次服9~15g，每日服2~3次，白开水送服。如病重者，可每次服30g，水煎服，日服3次。

【功效主治】祛风利湿、活血止痛。主治急性类风湿关节炎。

当归黄芪丸

【组成】全当归、生黄芪、汉防己、虎杖、威灵仙各9g，土鳖虫5g，寻骨风、秦艽、防风、牛膝、独活、羌活各4.5g，生白附、细辛各1.8g，生川乌、生草乌各2.4g，蜈蚣1条。

【制法用法】先将生川乌、生草乌、生白附，加水煎煮3次，每次煮沸1~2小时，过滤，合并3次滤液，加热浓缩成稠膏状，再将余药共研为细末，掺入稠膏内，加冷开水适量，调和为丸，如梧桐子大，贮瓶备用。每次服3~6g，每日服3次，黄酒或温开水送服。20天为1疗程。

【功效主治】祛风除湿、补益气血、散寒止痛。主治类风湿关节炎。

蚂蚁丸

【组成】蚂蚁、何首乌、熟地黄、人参、五味子各30g。

【制法用法】上药共研细末，和匀，以冷开水泛为丸，每丸约重5g，贮瓶备用。每3日服1丸，10丸为1疗程。连服3疗程。服时分别将5个核桃去皮夹，5个枣去核，切极碎，药丸揉碎，打入2个鸡蛋，一同混匀，蒸成膏状，用淡盐水送服，或用小米粥浮在上面的汤送服。

【功效主治】益肾活血、通络镇痛。主治类风湿关节炎。

第二节 中药外用偏验方

川芎散

【组成】川芎500g。

【制法用法】研极细末。取适量用醋调成糊状，涂在纱布上，外敷患处，包扎固定。每2日一换。

【功效主治】活血化瘀。主治类风湿关节炎。

双生散

【组成】生天南星、生白附子各20g。

【制法用法】上药共研细。取适量用醋或黄酒调成糊状，敷贴患处，包扎固定。一般2小时左右局部有烧灼感时，即去掉。3日后再敷1次。轻者1次愈，重者不超过3次。

【功效主治】活血化瘀、消肿止痛。主治类风湿关节炎。

二干乌木方

【组成】干姜60g，干辣椒30g，乌头20g，木瓜25g。

【制法用法】上药加水煎煮，滤汁，倒入盆中，趁热先熏后洗局部，然后用毛巾蘸取药汁，热敷患处。如此反复3次。每日早、晚各1次。1剂可用2日。

【功效主治】活血通络、散寒止痛。主治类风湿关节炎。

乌梅洗剂

【组成】羌活、当归、乌梅、艾叶、五加皮、防风、川乌、地龙、木通、萆薢、花椒各30g，生姜150g。

【制法用法】上药用纱布包裹，加水煎煮5分钟，滤汁，倒入盆中，趁热先熏蒸患处，待温后再浴洗局部。每日2次。

【功效主治】祛寒湿、舒筋骨。主治类风湿关节炎。

姜李蒜糊

【组成】大蒜头（去皮，捣成糊状）100g，李树皮（加水100ml，煎取20ml）50g，生姜（捣烂取汁）10g，蜂蜜6g。

【制法用法】将上药调成糊状。取本品摊于塑料布上，厚约0.2cm，敷贴于关节周围，用绷带包扎固定，待局部有发热、刺痛感后保留30~50分钟，除去敷药，暴露患处即可。

【功效主治】祛风湿、舒筋络。主治类风湿关节炎。

烟叶松香粉

【组成】鲜烟叶、松香粉、高粱酒各适量。

【制法用法】鲜烟叶撕烂绞汁，和松香粉，晒干，以高粱酒调匀。涂于布上，贴患处，每日一换。

【功效主治】祛风定痛。适用于类风湿关节炎。

醋熏法

【组成】陈醋300ml，新砖数块。

【制法用法】砖放在炉内烧红，取出放在醋内浸透，趁热放在关节下烟熏（熏前把纱布一块放于醋内浸湿，然后包在关节处），为了防止烟熏散热过快和醋味走失，可用被子遮盖，并根据砖的热度逐渐向砖贴近，以稍热些为好，砖凉即停止。隔日1次。

【功效主治】散瘀消肿。适用于类风湿关节炎。

生川乌生半夏方

【组成】生川乌、生半夏、生南星、生草乌、乳香、没药、细辛、白芷、露蜂房各20g，威灵仙、生大黄、透骨草各30g，冰片（后下）9g。

【制法用法】水用2000ml，加上药煮沸20分钟后，将煎液置容器，待不烫后，将患肢（指、趾）放入容器内，边熏、边洗。每日2~3次，每次30~50分钟，使全身发热出汗为佳。

【功效主治】祛风、散寒、除湿。主治类风湿关节炎。

川乌止痛散

【组成】川乌80g，草乌80g，麻黄60g，细辛40g，羌活70g，白芷70g，肉桂40g，干姜60g。

【制法用法】上药共500g，同置锅内，微火烘脆，共研成细末，贮瓶备用。切忌内服。外用。取药末500g，加60度白酒适量润湿，置于锅内炒热，做成药饼，趁热贴敷患处。外以油纸或薄膜盖定，绷带包扎，至局部或全身发热，或微热为度。每日1~2次，每次2~4小时，3日后更换新药。

【功效主治】温经散寒、通络止痛。主治类风湿关节炎缠绵难愈者。

湿热膏

【组成】麻油240ml，黄蜡7.5g，松香30g，黄丹3g，铜绿6g，轻粉3g，制乳没各9g。

【制法用法】将麻油置锅内，熬滚入黄蜡，化开，次入松香，搅匀，再下黄丹收膏，待温对入铜绿、轻粉、制乳没（共为细末），搅匀成膏，摊膏备用。外用。用时取膏药温热化开，敷贴患处。

【功效主治】清热化湿、活血止痛。主治类风湿关节炎。

雷公藤膏

【组成】雷公藤50g，生川乌、蜂房、地龙、桂枝各30g。

【制法用法】上药共研细末，以蜂蜜、白酒各半调匀成软膏状，贮瓶备用。外用。用时每取药膏适量，分贴敷于患处、压痛点和循经取穴上，外以纱布覆盖，胶布固定。并常加入白酒数滴于敷料上，保持药层湿润。每日换药1次。15次为1疗程。

【功效主治】散寒祛风除湿、温经通络止痛。主治类风湿关节炎。

第三节　食疗偏方

一、粥类偏方

忍冬藤薏苡仁粥

【组成】忍冬藤（鲜）60g，通草9g，防风9g，薏苡仁90g，粳米100g，食盐或食糖适量。

【制法用法】将全部用料洗净，前 4 味药煎汤，去汤留汁，放入粳米于瓦罐内，加适量清水，文火煮 2 小时，用食盐或糖调味即可。每日服 1 次。

【功效主治】清热除湿、宣痹通络。适用于类风湿关节炎急性发作期。

石膏薏苡仁粥

【组成】生石膏 30g，薏苡仁 50g，桂枝 9g，粳米 100g。

【制法用法】将石膏用纱布包好，先煎 20 分钟，将薏苡仁、桂枝同放入锅内，再煎 20 分钟，去药留汁，加粳米和适量清水，文火煮成粥即可。佐餐，随量服食。

【功效主治】清热除湿、通络止痛。适用于类风湿关节炎急性发作期。

防风薏苡仁粥

【组成】薏苡仁 30g，防风 10g，红糖适量。

【制法用法】将防风洗净，与薏苡仁同放入瓦锅内，加适量清水共煎，取药液约 200ml，加入红糖食用。顿服，每日 1 剂，连用 1 周。

【功效主治】祛风除湿。适用于类风湿关节炎急性发作期。

防己茯苓煎

【组成】薏苡仁 30g，防己 10g，茯苓 30g，红糖适量。

【制法用法】将防己、茯苓洗净，与薏苡仁同放入瓦锅内，加适量清水共煎，取药液约 200ml，加入红糖食用。顿服，每日 1 剂，连用 1 周。

【功效主治】祛风除湿。适用于类风湿关节炎急性发作期。

薏苡仁丝瓜粥

【组成】薏苡仁 100g，薄荷 15g，丝瓜 100g，红糖或食盐适量。

【制法用法】将薄荷洗净，放入锅内，加水 1500ml，沸后用文火煎约 10 分钟，滤汁去渣；薏苡仁、丝瓜洗净，倒入锅内，注入药汁，置火上煮至薏苡仁熟烂，即可食用。食时可加糖或食盐调味，空腹服，当日服完。

【功效主治】除湿、通络、止痛。适用于类风湿关节炎急性发作期。

二、汤类偏方

防己桑枝煨母鸡

【组成】防己 12g，桑枝 30g，赤小豆 60g，薏苡仁 90g，老母鸡 1 只，生姜 20g，食盐、葱花各适量。

【制法用法】将全部药材洗净，放入药袋。老母鸡宰杀后，去毛及内脏，洗净，将药袋塞入鸡胸，放入砂锅中，加适量水，文火煨熟烂，去药袋，加食盐和葱花调味。食肉喝汤。3~6 天食 1 只。

【功效主治】清热除湿、祛风通络。适用于类风湿关节炎急性发作期。

防己鸽子汤

【组成】防己 12g，赤小豆 60g，薏苡仁 90g，鸽子 2 只，生姜 20g，食盐、葱花各适量。

【制法用法】将全部药材洗净，放入药袋。鸽子宰杀后，去毛及内脏，洗净，将药袋塞入鸽胸，放入砂锅中，加适量水，文火煨熟烂，去药袋，加食盐和葱花调味。食肉喝汤。2 天服 1 次。

【功效主治】除湿通络、祛风止痛。适用于类风湿关节炎急性发作期。

木瓜乌鸡汤

【组成】木瓜 100g，赤小豆 60g，薏苡仁 90g，乌鸡 1 只，生姜 20g，精盐、葱花各适量。

【制法用法】将全部药材洗净，放入药袋。乌鸡宰杀后，去毛及内脏，洗净，将药袋塞入鸡胸，放入砂锅中，加适量水，文火煨熟烂，去药袋，加食盐和葱花调味。食肉喝汤。3~6 天食 1 只。

【功效主治】除湿通络、祛风止痛。适用于类风湿关节炎急性发作期。

土茯苓乌梢蛇汤

【组成】乌梢蛇 250g，土茯苓 150g，赤小豆 100g，生姜 20g，大枣 8 枚，调味料各适量。

【制法用法】将乌梢蛇剥皮，去掉内脏，放入开水中煮熟，拆肉去骨；土茯苓、赤小豆、大枣（去核）、生姜洗净。将全部用料放入清水锅内，用武火煮沸，改用文火煲 3 小时，汤成调味即可。喝汤食肉，每周 2 次。

【功效主治】除湿通络、活血止痛。适用于类风湿关节炎急性发作期。

土茯苓鳝鱼汤

【组成】鳝鱼（200~300g）2条，土茯苓150g，赤小豆100g，生姜20g，大枣8枚，调味料各适量。

【制法用法】将鳝鱼宰杀，去内脏、骨、皮，切块；土茯苓、赤小豆、大枣（去核）、生姜洗净。将全部用料放入清水锅内，用武火煮沸，改用文火煲3小时，汤成调味即可。喝汤食肉，每周2次。

【功效主治】除湿通络、活血止痛。适用于类风湿关节炎急性发作期。

土茯苓乌鸡汤

【组成】乌鸡1只，土茯苓150g，薏苡仁100g，生姜20g，大枣8枚，调味料各适量。

【制法用法】土茯苓、赤小豆、大枣（去核）、生姜洗净，放入药袋。乌鸡宰杀后，去毛及内脏，洗净，将药袋塞入鸡胸，放入砂锅中，加适量水，文火煨熟烂。去药袋，调味后即食。喝汤食肉，每日1次。

【功效主治】除湿通络、活血止痛。适用于类风湿关节炎急性发作期。

墓头回姜糖汤

【组成】墓头回30g，红糖30g，生姜3片。

【制法用法】将墓头回、生姜洗净，放大砂锅中，加适量水煎煮，沸后加入红糖即可。每日1剂，随量服食。

【功效主治】清热除湿、通络止痛。适用于类风湿关节炎慢性缓解期。

木贼瘦肉汤

【组成】猪瘦肉100g，干木贼（节骨草）15g，食盐适量。

【制法用法】将干木贼（节骨草）与猪瘦肉洗净，同放大砂锅中，加适量清水，文火煮约2小时，加入食盐调味即可。喝汤食肉，每日1次。

【功效主治】清热除湿、通络。适用于类风湿关节炎急性发作期。

三、菜肴类偏方

知母炖鹌鹑

【组成】熟地黄20g，知母20g，鹌鹑1只，调味品适量。

【制法用法】将鹌鹑宰杀，去毛、爪及内脏，切块，与药材一起放入炖盅，加适量水及调味品，隔水文火炖3小时即成。佐餐，随量服食。

【功效主治】清热除湿、通络。适用于类风湿关节炎急性发作期。

附子蒸羊肉

【组成】附子（制附片）10g，鲜羊腿肉500g，肉清汤250ml，料酒15ml，葱节6g，姜片6g，胡椒粉、味精、食盐、葱花各适量，熟猪油30g。可用牛肉代替羊肉。

【制法用法】附子洗净，放入锅内，加适量水先煎1小时，去渣取汁。将羊肉洗净，放入锅中，加适量水煮熟，捞出，切成2cm×5cm见方的肉块，与附子汁同放入大碗中，并放料酒、熟猪油、葱节、姜片、肉清汤，隔水蒸3小时。热食时撒上葱花、味精、胡椒粉。分次佐餐，随量食肉饮汤，每7天1剂。

【功效主治】散寒通络、活血止痛。适用于类风湿关节炎急性发作期。

丹赤当归炖乌鸡肉

【组成】川丹参10g，赤芍9g，当归12g，乌鸡肉150g，生姜末10g，料酒10ml，食盐3g，葱花5g。可配赤小豆20g，增加除湿利尿之效。也可用普通鸡、鸭代替乌鸡。

【制法用法】乌鸡肉剁成小块，放入砂锅内，用生姜末、料酒拌匀，码味20分钟，加入去浮尘的丹参、赤芍、当归和清水500ml煮沸，撇去浮沫后改文火加盖煨熟烂，用食盐调味，撒上葱花即可。空腹热食丹参、赤芍、当归、鸡肉，细嚼慢咽，热汤送服。每日1剂，7日为1个疗程。

【功效主治】通络活血、补髓填精。适用于类风湿关节炎者。

川丹赤苓炖鸡肉

【组成】川丹参10g，赤芍9g，白茯苓9~12g，乌鸡肉150g，生姜末10g，料酒10ml，食盐3g，葱花5g。也可用普通鸡、鸭肉代替乌鸡肉。

【制法用法】乌鸡肉剁成小块，放入砂锅内，用料酒、生姜末拌匀，码味20分钟，加入去浮尘的川丹参、赤芍、白茯苓和清水500ml煮沸，撇去浮沫后改为文火加盖煨熟烂，用食盐调味，撒上葱花即可。空腹热食鸡肉，细嚼慢咽，热汤送服。每日1剂，7日为1个疗程。

【功效主治】通经活络、除湿止痛、补髓填精。适用于类风湿关节炎者。

四、酒类偏方

牛膝酒糟

【组成】牛膝500g，糯米1000g，甜酒曲适量。

【制法用法】先将牛膝洗净，放入砂锅中，加适量水煮2~3次，取部分药汁浸糯米，另一部分药汁于糯米煮熟后，拌甜酒曲，于温暖处发酵为酒糟。每日1次，每次取酒糟30g煮食。在服用前30分钟可加大枣8枚，共同煮食。

【功效主治】散寒通络、活血止痛。适用于类风湿关节炎急性发作期。

杜仲酒糟

【组成】杜仲500g，糯米1000g，甜酒曲适量。

【制法用法】先将杜仲洗净，放入砂锅中，加适量水煮2~3次，取部分药汁浸糯米，另一部分药汁于糯米煮熟后，拌甜酒曲，于温暖处发酵为酒糟。每日1次，每次取酒糟30g煮食。

【功效主治】散寒通络、活血止痛。适用于类风湿关节炎慢性缓解期。

牛膝桂枝酒

【组成】山茱萸100g，怀牛膝100g，桂枝60g。

【制法用法】将以上原料洗净，晒干或晾干，共研成细末，备用。每日1次，每次3g，以黄酒送服。

【功效主治】散寒通络、止痛。适用于类风湿关节炎慢性缓解期。

小贴士

类风湿关节炎患者生活注意的事项

类风湿关节炎的患者在药物治疗的同时，还必须注意生活、起居、饮食等的调护。

生活起居：患者应该避免潮湿与受寒，随气温变化增减衣物，预防感冒。炎热季节，切不可长时间置于空调环境中；还要避免汗出当风。在病变活动期，适当卧床休息。

饮食调摄：慢性类风湿关节炎等患者常有营养不良，饮食应保证足够的热量、蛋白质及维生素，补充钙质。避免过食生冷伤及脾胃。若患者有高热、皮疹、咽喉肿痛等，忌食肥甘厚味、辛辣刺激之品。戒烟戒酒。

精神调护：风湿病属慢性疾病，迁延难愈，易反复发作，因此病人应保持乐观的情绪，既不要意志消沉，也不要焦虑急躁。

功能锻炼：风湿性疾病患者应该进行功能锻炼，从而避免关节强直、功能障碍及肌肉萎缩，并能增强体质，提高机体抵抗力。锻炼形式多种多样，如慢跑、打拳、气功等，也可借助器械进行锻炼。初期从小运动量开始，循序渐进，并持之以恒。

根据以上四个方面，配合正确、合理的治疗，风湿性疾病患者的病情一定可以得到满意的控制，并且尽可能提高其生活质量。

第二章　痛风性关节炎

痛风性关节炎是由于尿酸盐沉积在关节囊、滑囊、软骨、骨质和其他组织中而引起病损及炎性反应，多有遗传因素和家族因素，该病首发部位多见于第一跖趾关节，也可发生于其他较大关节，尤其是膝、踝等下肢大关节。主要表现为关节的剧痛，常常为单侧性突然发生，关节周围组织有明显肿胀、发热、发红和压痛。行血尿酸检查可以协助诊断。

痛风又可分为原发性和继发性两种。原发性痛风，由先天性嘌呤代谢紊乱所致，且与进食高嘌呤类食物有关。继发性痛风常继发于肾脏、血液、心血管等疾病所引起的血尿酸生成过多，或排泄减少，导致高尿酸血症所致。

第一节　中药内服偏验方

延胡索当归散

【组成】延胡索（炒）、当归、辣桂各等份。

【制法用法】上药共研细末，和匀，贮瓶备用。或为丸。每次服6g，日服2次，黄酒送下。

【功效主治】活血理气。主治痛风。

二枝秦艽散

【组成】桂枝、川芎各15g，羌活、桑枝、秦艽、苍术各20g，牛膝、丹参、防己各25g，甘草10g。

【制法用法】上药共研极细末，和匀，贮瓶备用。每次服9g，每日服2~3次，温开水送服。

【功效主治】散寒祛湿、通络止痛。主治原发性痛风。

二仙丸

【组成】车前子、丹参、淫羊藿各15g，仙茅、知母、黄柏、山药、泽泻、茯苓、萆薢各5g，木瓜2.5g，豨莶草7.5g。

【制法用法】上药共研细末，和匀过80~100目筛，取上药粉，以冷开水泛为丸，如绿豆粒大，贮瓶备用。每次服6g，每日服2~3次，温开水送服。

【功效主治】温补肾阳、清利湿热、祛风通络。主治原发性痛风。

二妙丸

【组成】苍术（米泔水浸一宿）40g，黄柏20g，川牛膝、汉防己、当归（酒洗）、川萆薢、败龟甲（酥炙）（或怀熟地30g代之）各10g。

【制法用法】糊丸。上药共研细末，和匀，以酒煮面糊为丸，如梧桐子大，贮瓶备用。每次服6g，日服2次，空腹淡盐汤送下。

【功效主治】祛风利湿、活血养阴。主治痛风。

续断丸

【组成】人参、白术、防风各21g，地黄60g，黄芪、白茯苓、山萸肉、续断、桂心、山药、熟牡丹皮、麦门冬、石斛、鹿角胶各30g。

【制法用法】蜜丸。上药共研细末，和匀，炼蜜为丸，如梧桐子大，贮瓶备用。每次服5丸，日服2次。

【功效主治】补脾肾、祛风湿、散寒止痛。主治痛风性关节炎。

第二节　中药外用偏验方

芙蓉散

【组成】鲜芙蓉花叶50g，黄柏、苦参、山豆根、地骨皮各10g，萆薢、赤芍、络石藤、薏苡仁各15g，冰片6g。

【制法用法】将上药黄柏等8味共研为细末，加冰片配研均匀。将鲜芙蓉花叶捣烂，加药粉调匀，再加水调至糊状。取本品敷于患处12小时后去敷药。隔日1次，7次为1个疗程。

【功效主治】活血通络、散寒止痛。主治痛风性关节炎。

蚂蚁膏

【组成】蚂蚁、秦皮各100g，萆薢、豆豉各50g，川芎、赤芍各30g，六轴子、桂枝各20g，甘草10g，薄荷油2~5ml，凡士林适量。

【制法用法】将上药前9味共研细末，用时加入薄荷油2~5ml及凡士林调成膏。取本品摊于棉纸上，敷贴患处，胶布固定，每

2日换药1次，3次为1个疗程。

【功效主治】祛风湿、舒筋络。主治痛风性关节炎。

痛风灵

【组成】独活、苍术、黄柏、丹皮、泽泻各15g，白芷、郁金、大黄、当归、牛膝各10g，板蓝根30g。

【制法用法】将上药制浸膏，用3层无纺布浸渍成贴敷贴（每贴含生药10g）。取本品外贴患处，绷带包扎。忌用塑料薄膜包扎。每日1次，1周为1个疗程。

【功效主治】活血通络、散寒止痛。主治痛风性关节炎。

十三味方

【组成】当归50g，白芷15g，防风15g，荆芥15g，细辛15g，干姜30g，吴茱萸30g，川芎30g，制川乌30g，制草乌30g，伸筋草20g，秦艽20g，桑树根20g。

【制法用法】上药共研细末，和匀，贮瓶备用。外用。用时取本散适量，以陈米醋适量，调和成糊状，贴敷于足底涌泉穴（双），上盖敷料，胶布固定。每日换药1次。必要时，应加敷阿是穴（痛处），可提高疗效。

【功效主治】祛风除湿、温经散寒、活血通络。主治痛风性关节炎。

乌头摩风膏

【组成】川乌头（生用去皮脐）15g，防风（去芦头）15g，桂心15g，白芷15g，藁本15g，川椒（去目）15g，吴茱萸15g，白术15g，细辛15g，白附子15g，藜芦15g，莽草15g，羌活15g，黄蜡 150g，猪脂 500g，生姜 90g，川芎 15g。

【制法用法】上药细剉。先放猪脂于锅中煎之，后入诸药煎，待白芷色黄，候药味出尽，以新布绞去渣，更以棉布滤过，将锅拭净，重入膏于慢火中熬之，再下黄蜡令消，去火，待稍冷，收于瓷器中备用。外用。每有痛处，于火边搓手趁热取膏摩至一二百遍，以手涩为好。每日摩 1 次。

【功效主治】祛风化湿、温经散寒。主治痛风。

头葛软膏

【组成】川乌头（生用，去皮脐）150g，野葛 500g，莽草 500g。

【制法用法】上药细切，用酒拌匀，经三日，用猪脂 2500g 与前药入锅中，以草火煎之，以乌头色焦黄为度。用棉滤去渣，收于瓷器中盛，备用。外用。患者近火旁，以手取膏摩二三千遍后，再取膏贴敷患处。每日摩贴 1 次。

【功效主治】祛风除湿、散寒止痛。主治痛风、手足顽麻。

头子软膏

【组成】乌头 60g，附子（并生用）60g，当归 60g，羌活 30g，细辛 30g，桂心 30g，防风（去芦头）30g，白术 30g，川椒（去目）30g，吴茱萸 30g，猪脂 500g。

【制法用法】上药细切如大豆，以醋微腌之，经一宿煎猪脂化，去渣，入诸药微火煎之，候附子色黄即膏成，收瓷盒中备用。外用。患者频取膏摩之，取膏贴患处。

【功效主治】温经散寒、活血祛风。主治痛风、顽痹、白癜风。

苍柏白芷散

【组成】黄柏20g，苍术20g，白芷20g，大黄20g，青黛10g，冰片10g。

【制法用法】上药共研细末，和匀，装瓶备用。外用。用时取本散适量（根据病变部位及范围而定），加入适量蜂蜜调成糊状，敷患处，外盖油光纸，用纱布包扎固定。每日换药1次，3次为1疗程。

【功效主治】清热解毒、活血通络、消肿止痛。主治痛风。

防风膏

【组成】防风60g，大葱60g，白芷60g，川乌60g。

【制法用法】先将防风、白芷、川乌共研细末，入大葱共捣烂如泥状，收贮备用。外用。用时取膏泥适量，加入少许热黄酒调敷患处。二三日后用大红椒、艾叶煎汤敷洗后再敷药，包好。若皮肉热痛可用清水搽之，再敷药。每日换药1次。

【功效主治】祛风、散寒、止痛。主治老年性代谢性关节炎。

老姜膏

【组成】鲜老姜汁（自然汁）500ml，明水胶120g。

【制法用法】上药同入锅中，合熬成膏摊于布上备用。外用。用时取膏贴患处，旬日换药。

【功效主治】祛风、散寒、止痛。主治代谢性关节炎。

神应膏

【组成】乳香（研细）30g，没药（研细）30g，皮胶90g，生姜（取自然汁）1000g。

【制法用法】先将生姜汁以砂锅内煎数沸，入皮胶化开，将锅取下坐灰上，方入乳香、没药细料，搅匀成膏。用不见烟的狗皮摊备用。外用。用时取膏药温热化开，贴患处，仍用鞋底炙热，时时在膏药上运动熨之，每日熨1次。

【功效主治】活血通络、散寒止痛。主治痛风。

历节风膏

【组成】白芷50g，黄土狗74g，威灵仙、宣木瓜、川牛膝各6g，青风藤、海风藤各3g。

【制法用法】以上7味药俱生用。晒干，共研细末，用白菜疙瘩1个，大葱白（连须）1个，白萝卜2~3片，煎水取汁，入药粉调匀成软膏状即成。用时配制成膏。外用。用时取此膏适量，敷于患处，每日换药1次。敷药1次无反应，3次即发痒，出现红紫小疙瘩即为见效，不可抓破。再兼服虎甲药酒方。

【功效主治】祛风除湿、通络消肿止痛。主治历节风。

第三节　食疗偏方

一、主食类偏方

粗粮饭

【组成】粟米150g，玉米、荞麦、高粱各100g。

【制法用法】粟米、玉米、荞麦、高粱分别洗净。将玉米加水煮至熟软，再加入粟米、荞麦、高粱拌匀，倒入适量清水，用武火煮沸后，转用文火焖至香熟即成。作主食食用。

【功效主治】健脾利湿、降脂降糖。适用于痛风性关节炎。

青菜饭

【组成】粳米500g，青菜400g，植物油35ml，葱花、精盐各适量。

【制法用法】粳米淘洗干净。青菜择洗干净，切成2cm长的小段。炒锅上火，注油烧热，放入葱花及青菜煸炒几下，盛出。炒锅再上火，加入清水600ml，放入粳米熬煮，用铲搅拌，再放入青菜、植物油同煮，用铲大翻几次，使饭菜拌匀，见米粒发胀、米汤发稠时，加盖改文火焖7~10分钟即熟。作主食食用。

【功效主治】散血清热、通利肠胃。适用于痛风性关节炎等症。

什锦果汁饭

【组成】粳米、牛奶（脱脂奶）各250ml，苹果丁100g，菠萝丁50g，蜜枣丁、青梅丁、葡萄干、碎核桃仁各25g，番茄沙司、玉米淀粉各15g。

【制法用法】将粳米淘洗干净，放入锅内，加入牛奶和适量清水煮成软饭。将番茄沙司、苹果丁、菠萝丁、蜜枣丁、葡萄干、青梅丁、碎核桃仁放入锅内，加入清水300ml烧沸，用玉米淀粉勾芡，制成什锦沙司。再将米饭盛入小碗，然后扣入盘中，浇上什锦沙司即成。作主食食用。

【功效主治】调补五脏。适用于痛风性关节炎。

大麦饭

【组成】大麦仁 500g。

【制法用法】将大麦仁淘洗干净，放入锅中，加入清水适量，用武火烧沸后，转用文火焖至大麦仁香熟，出锅即可食用。作主食食用。

【功效主治】养胃宽肠、利水通便。适用于痛风性关节炎。

荞麦葱油饼

【组成】荞麦面 500g，香葱 50g，植物油 50ml，精盐、鸡精各适量。

【制法用法】将荞麦面用开水和成面团。香葱洗净，切成小段，备用。将面团切成小块，制成扁长条，撒上精盐、鸡精、香葱段及少许植物油后，从一端卷起成卷，再压成圆饼，备用。将平底锅烧热后，倒入植物油，待油四成热时，放入圆饼煎至两面焦黄香熟，趁热食用。作主食食用。

【功效主治】开胃宽肠、下气消积、清热解毒。适用于痛风性关节炎。

山楂荞麦饼

【组成】荞麦面 1000g，鲜山楂 500g，橘皮 10g，青皮 10g，砂仁 10g，石榴皮 10g，乌梅 10g，绵白糖少许。

【制法用法】将橘皮、青皮、砂仁、石榴皮、乌梅加入绵白糖，用水 1000g 煎煮半小时，滤渣留取浓缩汁：山楂煮熟去核。碾成泥状待用。荞麦面用浓缩汁和成面团，将山楂泥揉入面团中，做成小饼，放入平底锅中焙熟即可。作主食食用。

【功效主治】开胃消积、清热利湿。适用于痛风性关节炎。

高粱南瓜饼

【组成】高粱粉500g，南瓜1000g，葱花、精盐、植物油各适量。

【制法用法】将高粱粉放入盆内，加入适量温水和成稀面糊。南瓜洗净去皮，擦成细丝，放入面粉糊盆内，加入葱花、精盐调匀。平锅放油烧热，用勺盛面糊倒入锅内，用铲整成饼形，两面烙黄，出锅即可食用。作主食食用。

【功效主治】健脾开胃、利水利湿。适用于痛风性关节炎。

二、粥类偏方

薏苡仁粥

【组成】薏苡仁30g，糯米30g，冰糖适量。

【制法用法】将薏苡仁和糯米洗净，一起放入砂锅中，加清水适量，用文火煎煮成粥，加入冰糖再煮片刻即可。每日2次。

【功效主治】温中利尿、除痹消肿。适用于痛风性关节炎。

金银花薏苡仁粥

【组成】金银花20g，薏苡仁20g，芦根30g，冬瓜子仁20g，桃仁10g，粳米100g。

【制法用法】将前5味用冷水浸泡半小时，加水煎煮15分钟，去渣取汁，再与粳米一起煮成稠粥。每日2次。

【功效主治】清热化湿、活血化瘀。适用于痛风。

苍术薏苡仁粥

【组成】苍术 12g，川牛膝 15g，薏苡仁 90g，生石膏 24g。

【制法用法】将苍术浸泡后，取出炒熟。将全部原料洗净，放进瓦锅内，加清水适量，用文火煮 2~3 小时，即可。每日 1 次，随量食用。

【功效主治】清热化湿、宣痹止痛。适用于痛风。

白芍枸杞粥

【组成】白芍 15g，枸杞子 10g，粳米 150g，白糖 15g。

【制法用法】将白芍研成细粉，枸杞子、粳米分别洗净。将白芍粉、枸杞子、粳米放入锅中，加水 500ml，置武火上烧沸，转用文火煮 30 分钟，调入白糖即可。每日 2 次。

【功效主治】养血敛阴、平抑肝阳、柔肝止痛。适用于痛风性关节炎。

黄精枸杞粥

【组成】黄精 15g，枸杞子 10g，粳米 150g。

【制法用法】将黄精、枸杞子、粳米洗净，放入锅中，加水 500ml，置武火上烧沸，再用文火熬 30 分钟即成。每日 2 次。

【功效主治】补肾益气、滋肝养肺。适用于痛风性关节炎。

赤小豆山药粥

【组成】赤小豆 60g，山药 50g，薏苡仁 25g，莲子 25g，糯米 60g，大枣 10 枚，白糖适量。

【制法用法】将赤小豆、山药、薏苡仁、莲子、大枣、糯米淘洗干净，一同放入锅中，加入清水适量，先用武火煮沸，再转用文火煮至原料熟烂，调入白糖稍炖即成。每日2次。

【功效主治】清热解毒、健脾利湿。适用于痛风性关节炎。

燕麦百合粥

【组成】燕麦片100g，百合25g。

【制法用法】将百合加水500ml煮熟，撒入燕麦片搅匀，煮沸3~5分钟即可食用。也可加白糖调味。每日2次。

【功效主治】润肺化痰、补虚敛汗。适用于痛风性关节炎。

莜麦南瓜粥

【组成】莜麦片100g，南瓜200g。

【制法用法】将南瓜洗净，剖开去籽，切成1cm见方的小丁块，放入锅中，加水煮至半熟，撒入莜麦片，搅拌均匀，以文火煮至沸，继续煨煮10分钟即成。早晚2次分服。每日2次。

【功效主治】补虚健脾、降血糖、降血脂、降尿酸。适用于痛风性关节炎、糖尿病。

大麦马铃薯粥

【组成】大麦仁100g，马铃薯500g，葱花、精盐、植物油各适量。

【制法用法】大麦仁去杂洗净。马铃薯去皮洗净，切成小丁。炒锅上火，放油烧热，下葱花煸香，加适量水，放入大麦仁烧至沸腾，加入马铃薯丁煮至成粥，加精盐调味即成。每日1次。

【功效主治】健脾益气、调中和胃。适用于痛风性关节炎。

桂圆肉粟米粥

【组成】桂圆肉 15g，粟米 100g，红糖适量。

【制法用法】将桂圆肉洗净，与淘洗干净的粟米同入锅中，加清水适量，先用武火烧沸，再改用文火煮成稠粥，调入红糖即成。每日 2 次。

【功效主治】健脾益气、补血养心、安神益智。适用于痛风性关节炎。

粟米鸡内金粥

【组成】粟米 50g，赤小豆 50g，鸡内金 15g。

【制法用法】鸡内金研为细末。将粟米、赤小豆洗净，放入锅中，加清水适量，粥熟后放入鸡内金末调匀即成。每日 2 次。

【功效主治】健脾养血、和中开胃。适用于痛风性关节炎、消化不良等症。

焦三仙粥

【组成】焦山楂 30g，焦麦芽 30g，焦谷芽 30g，粳米 50g。

【制法用法】将焦山楂、焦麦芽、焦谷芽与淘净的粳米同放入锅中，加水煮成稠粥即成。每日 1 次。

【功效主治】消食和胃。适用于痛风性关节炎。

百合杏仁红小豆粥

【组成】百合 10g，杏仁 6g，红小豆 60g，粳米 100g，白糖适量。

【制法用法】将以上前 4 味淘洗干净，一同入锅，加水适量，用武火烧开后，转用文火煮成稀粥，调入白糖搅匀即成。日服1剂，温热食用。

【功效主治】清热利湿、滋阴润肺。适用于痛风性关节炎。

韭菜籽儿粥

【组成】韭菜籽儿8g，粳米60g，精盐适量。

【制法用法】将韭菜籽儿研成细末用米煮粥，待粥沸后，加入韭菜籽儿末及精盐，同煮为稀粥即可。每日1次。

【功效主治】补肝益肾、降低尿酸。适用于痛风性关节炎。

红花桃仁粥

【组成】红花6g，桃仁10g，粳米150g，红糖15g。

【制法用法】将红花、桃仁、粳米分别洗净，一同放入煮锅中，加水500ml，用武火烧沸后，转用文火煮30分钟，加入红糖即成。每日2次。

【功效主治】活血化瘀、温经通络。适用于痛风性关节炎。

韭菜粥

【组成】新鲜韭菜60g，粳米100g，精盐适量。

【制法用法】韭菜洗净切成碎末。粳米淘洗干净，放入砂锅，加水1000ml，用武火烧开后加入韭菜细末，转用文火熬煮成稀粥用精盐调味即可。每日2次。

【功效主治】补肾壮阳、健脾暖胃。适用于痛风性关节炎。

苦瓜粥

【组成】苦瓜100g，粳米100g，冰糖20g，精盐少许。

【制法用法】将苦瓜去瓤，切成小丁。将粳米淘洗干净，放入锅中，加水适量，用武火烧开，放入苦瓜丁、冰糖、精盐，转用文火熬煮成稀粥。每日1次。

【功效主治】清暑解毒、清心明目。适用于痛风性关节炎。

木瓜陈皮粥

【组成】木瓜、陈皮、丝瓜络、川贝母各5g，粳米50g，冰糖适量。

【制法用法】将以上原料洗净，木瓜、陈皮、丝瓜络先煎，去渣取汁，加入粳米、川贝母（切碎）煮至米烂粥稠，加冰糖适量即成。每日1次。佐餐食用，随量服食。

【功效主治】化痰除湿、舒筋通络。适用于痛风症见关节肿胀者。

大枣桑椹粥

【组成】大枣10枚，桑椹30g，百合30g，粳米100g。

【制法用法】将大枣、桑椹、百合放入锅中，加水煎取汁液，去渣后与淘洗干净的粳米一同煮粥即可。每日1次。

【功效主治】养血祛风、滋肝补肾、润肺清心。适用于痛风性关节炎。

三、汤羹类偏方

桂圆蛋羹

【组成】净桂圆肉50g，鸡蛋2个，白糖适量。

【制法用法】桂圆肉冲洗干净。鸡蛋打入碗内，搅匀，加入少量清水，放入桂圆肉、白糖，搅拌均匀。把碗放入笼屉，蒸约20分钟即成。每日1次。

【功效主治】补脾益胃、养心补血。适用于痛风性关节炎、失眠健忘。

大枣猪血羹

【组成】猪血500g，大枣250g，葱花、生姜末、精盐、鸡精各适量。

【制法用法】将猪血洗净，切成丁。大枣冲洗干净，剔去枣核后切碎。炒锅上火，加入适量清水和猪血、大枣、葱花、生姜末，用武火煮沸后，改用文火炖至汤汁稠浓时，再加入精盐、鸡精，稍炖即成。每日1次。

【功效主治】补脾安神、养血润燥。适用于痛风性关节炎、贫血。

苦瓜汁

【组成】苦瓜250g，白糖30g。

【制法用法】将苦瓜洗净捣烂如泥，加白糖拌匀，2小时后将水汁绞出即可。每日1次。

【功效主治】清热祛暑、利湿通窍。适用于痛风性关节炎。

车前子蕹菜汤

【组成】车前子15g，蕹菜400g，蒜、生姜、精盐、鸡精、植物油各适量。

【制法用法】车前子用纱布包好，清水煎取汁200~300ml。蕹菜择取叶，洗净，控干水分。蒜拍松，姜切片。炒锅倒油烧熟，姜片煸过，爆蒜，下盐，倒入药汁，再加水至700ml，烧沸，放入蕹菜，汤沸，调入鸡精即可。每日1次。

【功效主治】清热利尿。适用于痛风性关节炎。

冬瓜薏苡仁汤

【组成】冬瓜（连皮）500g，薏苡仁30g，精盐适量。

【制法用法】将薏苡仁用清水浸泡20分钟，冬瓜洗净，连皮切成块状，同放入砂锅内，加清水适量，煮至薏苡仁熟烂，加入精盐即成。每日1次。

【功效主治】健脾益气、清热化湿。适用于痛风性关节炎。

薏苡仁山药汤

【组成】薏苡仁250g，山药片15g，梨(去皮)200g，冰糖适量。

【制法用法】将薏苡仁洗净，山药、梨洗净切成片，同放入锅中，加适量清水，武火煮沸后文火煎1~1.5小时，去渣留汁，加冰糖调味即可。每日1次。随量饮用。

【功效主治】化痰除湿、舒筋通络。适用于痛风。

四、茶饮类偏方

三花饮

【组成】花茶5g，菊花5g，金银花5g。

【制法用法】将以上原料一起放入砂锅中，加入适量的水煮沸5分钟即可。每日1次。

【功效主治】清热解毒、祛风利湿。适用于痛风性关节炎。

车前草饮

【组成】车前草 40g。

【制法用法】将车前草洗净，入锅加水适量，煎煮 40 分钟，去渣取汁即成。每日 1 次。

【功效主治】清热利湿。适用于痛风性关节炎。

山慈菇蜜饮

【组成】山慈菇 5g，蜂蜜 10g。

【制法用法】将山慈菇切成薄片，放入锅中，加清水适量，浓煎成 150ml，去渣后兑入蜂蜜，调匀即成。每日 1 次。

【功效主治】清热解毒、消肿止痛。适用于急性痛风性关节炎。

川芎牛膝饮

【组成】川芎 10g，牛膝 15g，白糖 15g。

【制法用法】川芎润透，切成片。牛膝润透，切成段。将川芎、牛膝放入炖盅内，加水 350ml，置武火上烧沸，再用文火炖煮 25 分钟，滤渣取汁，调入白糖即成。每日 1 次。

【功效主治】活血化瘀、强筋健骨、补肝益肾。适用于痛风性关节炎等症。

红花玫瑰茶

【组成】红花 6g，玫瑰花 2 朵，大枣 4 枚，冰糖 15g。

【制法用法】红花稍炒一下。玫瑰花去蒂，撕成瓣状，洗净沥干水分。将大枣洗净，去核。冰糖打碎成屑。将大枣、红花、玫瑰花、冰糖同放入炖盅中，加入开水250ml，浸泡5分钟即成。每日1次，坚持饮用半个月。

【功效主治】补气血、润肌肤。适用于痛风性关节炎等症。

秋水仙茶

【组成】秋水仙鳞茎5g，绿茶2g。

【制法用法】将秋水仙鳞茎剥成片状，与绿茶同放入有盖的杯中，用沸水冲泡，加盖泡10分钟即可饮用。每日1次。

【功效主治】清热解毒、止痛利湿。适用于痛风。

五、菜肴类偏方

知母炒芹菜

【组成】知母15g，芹菜300g，精盐、料酒、植物油各适量。

【制法用法】将知母研成细粉，过筛。芹菜洗净，切成段。将炒锅置武火上烧热，加入植物油，烧至七成热时，放入芹菜、精盐、料酒、知母粉，翻炒5分钟即可。佐餐食用。

【功效主治】清热止痛、滋阴润肺。适用于痛风性关节炎等症。

人参炒芹菜

【组成】人参6g，芹菜150g，葱、姜、精盐、鸡精、植物油各适量。

【制法用法】将人参润透，切成片。芹菜去黄叶、老梗，洗净切成3cm长的段。葱切段，姜切片。将炒锅置武火上，加入植物油，烧至六成热时，下入姜、葱爆香，再下入芹菜、人参片炒熟，调入精盐、鸡精即成。佐餐食用。

【功效主治】大补元气、祛风利湿。适用于痛风性关节炎。

糖醋三丝

【组成】白菜心200g，鸭梨150g，山楂糕100g，白糖75g，白醋20ml，精盐、香油各适量。

【制法用法】将白菜心洗净，切成细丝，用精盐拌匀稍腌。鸭梨去皮、核，切成和白菜相同的细丝。山楂糕切成稍粗的丝。用手轻轻地挤出大白菜的水分，放入盘内，将梨丝码在白菜上，再放上山楂糕丝。将白糖、白醋与少许清水搅溶，浇在三丝上，淋上香油即成。佐餐食用。

【功效主治】清利肠胃。适用于痛风性关节炎、便秘。

酸甜白菜心

【组成】大白菜500g，葱花，番茄酱、鸡精、白糖、醋、香油各适量。

【制法用法】大白菜的老梗去掉，切下白菜心洗净，再切成细丝，放在盘内。将备好的番茄酱倒在白菜丝上，放上葱花、鸡精、白糖、醋、香油拌匀即成。佐餐食用。

【功效主治】生津开胃。适用于痛风性关节炎、消化不良。

菊花茄子

【组成】茄子500g，植物油（实耗75ml）750ml，酱油25ml，甜面酱15g，湿淀粉15g，白糖20g，葱丝、姜丝、精盐、花椒油、素鲜汤各适量。

【制法用法】将茄子去蒂洗净，一劈4块，再切成连刀片，顶端相连，成菊花状。炒锅上火，加入油烧至六成热，将茄子放入锅内，炸至茄肉呈金黄色时，捞出沥油，码在盘内，使连刀一头向着盘子中心，刀口朝盘外，围盘一圈码成菊花形。锅内油倒出，留少许底油，放入白糖 10g，炒到微红色时加葱丝、姜丝炸出香味，再下酱油，加少许素鲜汤，将茄子从盘内轻轻滑到锅中，再加白糖、精盐、鸡精，用文火烧透。最后用湿淀粉勾芡，淋上花椒油，轻轻翻锅盛入盘内即成。佐餐食用。

【功效主治】活血消肿、清热止痛。适用于痛风性关节炎、便血、热毒疮痈。

九香虫炒丝瓜

【组成】九香虫 20g，鲜嫩丝瓜 250g，食用油、调味料各适量。

【制法用法】将九香虫洗净，丝瓜刮去青皮、切块。起油锅，下九香虫、丝瓜炒熟，调味即可。佐餐食用。

【功效主治】清热化湿、宣痹止痛。适用于湿热痹阻型痛风。

黄芩炒苦瓜

【组成】黄芩 15g，苦瓜 300g，植物油 50ml，葱丝、精盐、鸡精、料酒各适量。

【制法用法】将黄芩加水煎煮 25 分钟，去渣取汁。苦瓜洗净，切成薄片。将炒锅置火上烧热，加入植物油，烧至七成热时，放入葱丝、料酒爆香，放入苦瓜、黄芩汁、精盐、鸡精，翻炒 3 分钟即成。佐餐食用。

【功效主治】清热解毒、泻火祛湿、清炎止痛。适用于痛风性关节炎等。

蛋花荸荠蓉

【组成】荸荠 500g，鸡蛋 2 个，冰糖 100g。

【制法用法】荸荠浸泡在水中，待沙泥脱落，洗净，削皮，再用稀盐水浸泡片刻，冲净。把荸荠肉用搅拌机搅成蓉。锅中加 4 杯水，烧开后，放入冰糖和荸荠。把鸡蛋搅匀成蛋液，也倒入水中，小沸即可熄火。佐餐食用。

【功效主治】滋阴化痰、清热润肺。适用于痛风性关节炎。

六、药膳类偏方

川芎煮牛奶

【组成】川芎 10g，牛奶（脱脂）250ml，冰糖 15g。

【制法用法】川芎润透，切片，酒炒。牛奶倒入炖盅。冰糖打碎成屑。将川芎放入锅中，加水适量，煮 25 分钟，收取药液，放入盛牛奶的炖盅中。将牛奶炖盅置武火上烧沸，加入冰糖屑即成。每日 1 次，坚持食用半个月。

【功效主治】活血行气、祛风止痛。适用于痛风性关节炎。

茯苓煮牛奶

【组成】茯苓 20g，牛奶 250ml，冰糖 15g。

【制法用法】将茯苓研成细粉，冰糖打成碎屑。将茯苓粉放入炖盅中，倒入牛奶，置武火上烧沸，转用文火煮 6 分钟，加入冰糖即成。每日 1 次。

【功效主治】渗湿利水、宁心安神。适用于痛风性关节炎。

桂枝炖鲜藕

【组成】桂枝 15g，鲜藕 300g，猪排骨 200g，葱、姜、精盐、鸡精、料酒各适量。

【制法用法】桂枝洗净，切成段。鲜藕洗净，切成块。猪排骨切成 3cm 长的段。将桂枝、鲜藕、猪排骨同时放入炖锅中，加水 500ml，用武火烧沸后，调入葱、姜、料酒，转用文火炖 30 分钟，调入精盐、鸡精即成。每日 1 次。

【功效主治】解毒散寒、温经通络。适用于痛风性关节炎。

薏苡仁炖冬瓜

【组成】薏苡 280g，冬瓜 200g，葱、姜、精盐、鸡精、料酒、鸡油各适量。

【制法用法】薏苡仁洗净。冬瓜去皮洗净，切成 2cm×4cm 的块：葱切段，姜切片。将薏苡仁、冬瓜、葱段、姜片、料酒同放入炖锅中，加水 800ml，置武火上烧沸，再用文火炖煮 30 分钟，加入精盐、鸡精、鸡油即成。每日 1 次。

【功效主治】清热解毒、祛风除湿。适用于痛风性关节炎。

桑寄生煲鸡蛋

【组成】桑寄生 30g，鸡蛋 1 只。

【制法用法】将桑寄生和鸡蛋一起放入砂锅，加水用文火炖煮，鸡蛋熟后捞出，去壳再放入汤内煮 15 分钟即成，饮汤吃蛋。每日 1 次。

【功效主治】补肝益肾、强筋健骨。适用于痛风性关节炎、高血压、神经痛。

大枣煮南瓜

【组成】大枣 20 枚，南瓜 500g，红糖适量。

【制法用法】将南瓜洗净去皮，切成小方块，大枣以温水泡发后洗净去核，一同放入锅中，加水煮至熟烂，加入红糖拌匀即成。每日 1 次。

【功效主治】补中益气。适用于痛风性关节炎。

人参炖樱桃

【组成】人参 6g，樱桃 60g，冰糖 15g。

【制法用法】将人参润透，切成片。樱桃洗净，去果柄、杂质。冰糖打碎成屑。将人参、樱桃放入炖盅中加水 250ml，置武火上烧沸，再用文火炖煮 25 分钟，加入冰糖屑即成。每日 1 次。

【功效主治】补元气、祛风湿。适用于瘫痪、风湿腰痛、冻疮、痛风。

党参茯苓炖樱桃

【组成】党参 10g，茯苓 10g，白术 10g，甘草 10g，樱桃 200g，冰糖 20g。

【制法用法】将党参、茯苓、白术、甘草、樱桃洗净，放入炖锅中，加水 500ml，置武火上烧沸，转用文火炖煮 25 分钟，放入冰糖即成。每日 1 次。

【功效主治】补气血、祛风湿。适用于痛风性关节炎。

小贴士

痛风性关节炎生活保养注意事项

（1）禁酒，尤其是啤酒和白酒。剧烈活动后饮一瓶啤酒，可使血中尿酸浓度成倍增高。

（2）尽量多饮水。必须使每天的尿量至少保持在2000ml以上，以利尿酸的排泄，保护肾脏。在炎热的夏季，尿量往往较少，故更应注意多饮水。

（3）避免受冷、过度疲劳、感染、外科手术、进餐过饱、饮酒等诱发因素。

（4）脂肪具有阻碍肾脏排尿酸的作用，故应限制饮食中的脂肪摄入。

（5）不要服用对本病有害的药物。

（6）控制摄入含嘌呤的食品。适当限制蛋白质的摄入，这样可以减轻肾脏排泄蛋白质代谢产物的负担。本病系嘌呤代谢紊乱所致，所以每个患者应该了解一些各种食物中所含嘌呤的多少。

（7）富含嘌呤的食物有：动物内脏、骨髓、鱼子、沙丁鱼。含嘌呤较多的食物有：贝壳类水产品、鲤鱼、牛肉、羊肉、猪肉、肉汤、鸡汤、鸭、鹅、鹌鹑、小扁豆、糙谷类主食。含嘌呤较少的食物有：鸡、鳝鱼、虾、白鱼、龙须菜、菠菜、食用菌、豆类。含嘌呤极少或不含嘌呤的食物有：精粮、一般蔬菜、水果、花生米、牛奶、奶制品、蛋类。

第三章　骨性关节炎

骨性关节炎又名退行性关节炎，增生性关节炎。骨性关节炎是一种常见的慢性关节疾病，其主要病变是关节软骨的退行性变和继发性骨质增生，多见于中老年人，女性多于男性，好发在负重较大的膝关节、髋关节、脊柱及活动最频繁的远端指间关节等部位。现代医学认为本病的发生，与营养、机械力、酶的改变及遗传素质等多种因素有关。

中医学认为，本病属“骨痹”，多为肝肾不足，筋骨失养，更兼慢性劳损或风寒湿邪内侵，组织变性，发为本病。

第一节　中药内服偏验方

乌龙散

【组成】巴戟天35g，乌梢蛇、地龙、当归各30g，防风20g。

【制法用法】上药共研细末，和匀，贮瓶备用。每次服9~15g，每日服2~3次，温开水调服。1个月为一个疗程。

【功效主治】补肾壮阳、祛风通络。主治骨性关节炎。

虎骨萆薢散

【组成】虎骨（可用狗胫骨倍量代之）、萆薢、五灵脂、牛膝、续断、白僵蚕、松节、白芍、乌药、天麻、威灵仙、黄芪、当归、防风各10g，木瓜50g。

【制法用法】上药用白酒500ml浸泡，封口扎紧，14日后，取出药材焙干，捣为细末，贮瓶备用。每次服6g，每日服1~2次，用浸药酒调下。酒尽，用米汤调下。

【功效主治】益气血、壮筋骨、祛风湿、通经络。主治老年性骨关节炎。

蛇归附子丸

【组成】乌梢蛇肉60g，当归50g，制附子、桂枝、巴戟天、透骨草、伸筋草、土鳖虫、川芎各30g，制乳香20g，桃仁、白僵蚕、穿山甲、没药15g，蜈蚣9条，炙甘草9g。

【制法用法】蜜丸。上药共研细末，和匀过筛，取上药粉，炼蜜为丸，如梧桐子大，贮瓶备用。每次服6~9g，每日服2~3次，温酒或温开水送服。1个月为一个疗程。

【功效主治】温肾祛寒、活血散瘀、祛风除湿、搜风通络。主治骨性关节炎，类风湿关节炎，颈椎病，腰椎间盘突出症等。

龙狗寄生丸

【组成】补骨脂、狗脊、路路通、白术各15g，桑寄生、穿山龙、车前子、党参各20g，炙附片、甘草各10g。

【制法用法】上药共研细末，和匀，以冷开水泛为丸，如梧桐子大，贮瓶备用。每次服6~9g，日服2次，温开水送服。

【功效主治】温肾祛寒、化湿散风、养血荣筋、祛瘀通络。主治骨性关节炎。

第二节　中药外用偏验方

川草乌方

【组成】炙川乌、炙草乌、五加皮、菖蒲、白芷、小茴香、威灵仙、花椒、桂枝、制乳香、没药各10g。

【制法用法】将上药装入布袋，水煎30分钟左右。取本品热敷于膝关节上，至不热为止，加热可重复使用，每日2~3次，每日1剂。

【功效主治】温经通络、消肿止痛。主治骨性关节炎。

大黄木耳方

【组成】炒大黄、炒木耳、炒无名异、紫荆皮、儿茶各500g，蜂蜜适量。

【制法用法】将上药共研为细末，蜜调糊状。取本品外敷患处，纱布包扎，4~5日更换1次。

【功效主治】主治膝关节滑膜炎。

防风苡仁散

【组成】川续断、防风、防己各10g，寻骨风、黄沙风、麻骨风、两面针各15g，苡仁30g。

【制法用法】将药捣烂，酒炒，热敷患处。每日 1 次。

【功效主治】温经通络、消肿止痛。主治骨性关节炎。

白芥大黄膏

【组成】白芥子、葱白、赤小豆各 30g，莱菔子、大黄各 20g，乳香 15g。

【制法用法】以上药物放石臼内捣成膏状，贴敷膝关节之内外膝眼及髌上囊处，持续 8~10 小时，皮肤起疱后取下。水疱一般不必挑破，可任其自然吸收，水疱较大：可用消毒针头刺破，流出黄水，涂以龙胆紫液，用无菌敷料覆盖包扎。每隔 5 日按上法敷药 1 次，3 次为一个疗程。

【功效主治】祛风湿、舒筋络。主治骨性关节炎。

路路通透骨方

【组成】全当归、没药、路路通、透骨草各 20g，制川乌、制草乌各 15g，伸筋草 30g，五加皮 60g。

【制法用法】将上药装入药袋，放入锅内，加水 2500ml，文火煎煮 1 小时后倒入盆内，用药袋热敷患部。每次 20~30 分钟，每日 2 次，1 剂可重复使用 3 日，9 日为 1 个疗程，休息 2 日。

【功效主治】活血化瘀、温经通络、消肿止痛。适用于骨性关节炎。

桃红五生散

【组成】桃仁、红花、当归、松香、生姜各 18g，生大黄、生天南星、生半夏各 36g，生川乌、生草乌、羌活、独活、牛膝、木瓜各 27g，白芥子、冰片各 9g，细辛 15g。

【制法用法】将上药择净，放入锅内炒热，用布包好备用。取药包趁热熨患处，每日早、晚各1次，每次10~30分钟，2日1剂，连用7~10剂。

【功效主治】活血通络、散寒止痛。主治骨性关节炎。

透骨热熨散

【组成】羌活、独活、千年健、伸筋草、鸡血藤、附片、肉桂、片姜黄、延胡索、透骨草、麻黄、防风、当归各15g。

【制法用法】上药择净，用布包好，放入锅中蒸热备用。取药包趁热熨患处，每日早、晚各1次，每次10~30分钟，2日1剂，连用7~10剂。

【功效主治】活血散寒止痛。主治骨性关节炎。

乳香没药散

【组成】乳香、没药、川乌、草乌、当归各30g，红花、麻黄、独活、桂枝、秦艽、川芎各15g。

【制法用法】上药共研细末，装瓶备用。取药末适量，用白酒或75%乙醇调为稀糊状，敷患处，上盖纱布，胶布固定。每日换药1次，15日为一个疗程。

【功效主治】活血化瘀止痛。主治膝部骨性关节炎。

二乌莪棱散

【组成】制川乌、制草乌、肉桂、威灵仙、地龙、穿山甲、木瓜、桃仁、三棱、莪术、透骨草各30g，麝香1.5g。

【制法用法】上药共研细末，装瓶备用。取药末适量，用黄酒调为稀糊状，敷于膝关节疼痛处，上盖纱布，胶布固定。每日换药 1 次，7~10 日为一个疗程。

【功效主治】活血通络、散寒止痛。主治膝部骨性关节炎。

吴茱萸膏

【组成】吴茱萸、桂枝、桑树根、补骨脂、伸筋草各 50g。

【制法用法】上药共研细末，和匀，备用。用时调制成膏。外用。用时取药末 20g 以生姜汁调和成糊状，贴敷于双足底涌泉穴上。上盖敷料，胶布固定。每日换药 1 次，10 次为 1 疗程。必要时可加敷阿是穴（痛处）。

【功效主治】益肾温经、祛风湿、止痹痛。主治退行性关节炎。

葱白膏

【组成】葱白 50g，好陈醋适量。

【制法用法】将葱白加醋捣烂如泥膏状，备用。外用。上药为 1 次量。用时取上膏泥敷于患处，上盖敷料，胶布固定。每日换药 1 次，直至痊愈。

【功效主治】通阳散寒、散瘀止痛。主治骨关节炎。

生姜膏

【组成】老生姜 300g，细辛 80g，60 度白酒 100ml。

【制法用法】将细辛研细末，与生姜共捣烂成泥，入锅内炒热，加入白酒再微炒和匀，将药铺在纱布上备用。外用。趁热敷于患处，包扎固定。每晚 1 次。热敷时避免受寒。

【功效主治】温经散寒、通络止痛。主治骨性关节炎。

透骨膏

【组成】透骨草根36g，臭梧桐、生姜、大蒜、韭菜各30g。

【制法用法】上药均取鲜品，切碎，同捣烂绞汁，入锅内，文火熬膏，再加细辛末10g和匀收膏，收贮备用。外用。用时取膏药摊贴患处，每日一换。

【功效主治】祛风散寒、活血止痛。主治骨性关节炎。

第三节　食疗偏方

一、粥类偏方

枸杞羊肾粥

【组成】枸杞叶20g，川牛膝15g，羊肉250g，羊腰子2对，粳米250g，葱白5g。

【制法用法】将羊腰子洗净，去臊腺、脂膜，切成细丁；葱白洗净，切成细节；羊肉洗净；枸杞叶、川牛膝洗净，用纱布袋装好，扎紧口；粳米淘净。再将它们一同放入锅内，加水适量熬粥，待肉熟、米烂成粥时即成。吃羊腰子、羊肉，喝粥。

【功效主治】补肾活血止痛。适用于骨性关节炎。

海风藤面粥

【组成】海风藤100g，白面粉100g，葱、姜、红糖各适量。

【制法用法】将海风藤洗净，晒干，打细成末。将海风藤粉同白面粉和匀，加入冷水调成糊后入沸水中搅匀，煮作面粥，再加入葱、姜、红糖，稍煮即可。空腹食用。

【功效主治】祛风除湿、通络止痛。适用于骨性关节炎。

防风粥

【组成】防风 10~15g，粳米 60~100g，葱白（约 10g）2 根，白糖或食盐少许。

【制法用法】将防风、葱白洗净，切碎，与淘洗干净的粳米共煮为粥，用糖或盐调味。作早餐主食热服。5~7 日为一个疗程。

【功效主治】散风除湿、解表。适用于骨性关节炎。

知母牛膝粥

【组成】知母 9~12g，牛膝 9~12g，粳米 100g，蜜糖少许。

【制法用法】将知母洗去浮尘，装入纱布袋中，扎紧袋口；牛膝洗净、切碎，与淘洗净的粳米共入砂锅中，加水 1000ml 煮沸 30 分钟，捡出知母后文火熬成稠粥，用蜜糖调味。作早餐主食。5~7 日为一个疗程。

【功效主治】清热除烦、通络止痛。适用于骨性关节炎。

桂浆粥

【组成】肉桂 2~3g，粳米 50~100g，红糖适量。

【制法用法】将肉桂煎取浓汁，去渣；再将粳米煮粥，待粥煮熟后，调入肉桂汁及红糖，稍煮即成。或用肉桂末调入粥内同煮服食亦可。作早餐食用。

【功效主治】散寒除湿通络。适用于骨性关节炎。

木瓜玉米粥

【组成】木瓜 50g，粳米 60g，玉米粒适量。

【制法用法】将木瓜洗净，加适量清水，小火煎药汁备用；再取玉米粒、粳米煮粥，待粥将熟时加入药汁熬成稀粥即成。作早餐食用。

【功效主治】祛风湿。适用于骨性关节炎。

二、汤类偏方

番茄薤白鲫鱼汤

【组成】薤白 20 个，鲫鱼(约 300g)2 尾，番茄(约 200g)1 个，生姜片 10g，料酒 10ml，葱花 5g，高汤约 500ml，食盐 3g。

【制法用法】薤白洗净后放入砂锅中，加入高汤煮沸 20 分钟；鲫鱼去鳃、鳞、内脏后洗净，用料酒和生姜片拌匀，码味 10 分钟后加入煮沸的薤白汤中，继续用文火煨至熟透，加入洗净切成片的番茄，煮沸 5 分钟后加食盐，撒上葱花热食。每日 1 次，10 天为一个疗程。

【功效主治】利湿、排毒、抗氧化。适用于骨性关节炎。

胡萝卜海带芡实汤

【组成】胡萝卜 500g，水发海带 500g，芡实 50g，猪棒骨 1 根，生姜 20g，食盐 3g，葱花 5g。

【制法用法】胡萝卜洗净，滚刀切块；水发海带洗净，切块；芡实洗净；猪骨洗净，砸碎；生姜洗净，拍碎。共入砂锅内，加水淹没煮沸，撇去浮沫，用文火炖熟烂，加食盐、葱花调味热食。每日 1 次，10 天为一个疗程。

【功效主治】排毒、消癥、抗氧化。适用于骨性关节炎。

木耳赤豆猪骨汤

【组成】水发木耳 150g，赤小豆 50g，藕 500g，猪棒骨 1 根。生姜片 10~20g，料酒 10~20ml，食盐 3g，葱花少许。

【制法用法】水发木耳、赤小豆分别洗净；藕刮洗干净，拍碎；猪棒骨下入沸水锅中汆一下后洗净，砸碎后用生姜片、料酒拌匀，码味 20 分钟。共入砂锅内，加入清水，文火煨熟烂，用食盐、葱花调味后空腹热食。每日食用，10 天为一个疗程。

【功效主治】利尿除湿、降脂益心、健脾养胃、强筋壮骨。适用于骨性关节炎。

扁豆芡实猪骨汤

【组成】白扁豆 50g，菜花 200g，芡实 20g，猪棒骨 1 根，生姜片 15g，料酒 15ml，葱花 5g，食盐 3g。

【制法用法】白扁豆、芡实分别洗净，放入砂锅中用开水发胀；菜花去表皮，掰成小朵，洗净；猪棒骨入沸水锅中汆一下后洗净，砸碎，用料酒和姜片拌匀，码味 20 分钟后放砂锅内，加足水盖好煮沸 40 分钟，再放入备好的花菜煮熟烂，用食盐和葱花调味即可。空腹或佐餐热食，每日食用，10 天为一个疗程。

【功效主治】清热祛湿、健脾益肾、强筋壮骨。适用于骨性关节炎。

刀豆木耳炖鸭肉

【组成】大刀豆 20 粒，水发木耳 200g，麻鸭肉 200g，生姜片

15g，料酒 15ml，花椒 10 粒，食盐 3g，葱花 5g。

【制法用法】大刀豆洗净，放入砂锅中用开水发胀；木耳洗净，撕成小朵；麻鸭肉洗净，剁成小块，用生姜片、料酒和花椒拌匀，码味 20 分钟后亦放入砂锅内，加足水炖 1 小时，加入木耳炖至熟烂，用食盐和葱花调味即可。空腹热食，每日服用，10 天为一个疗程。

【功效主治】除湿温中、调理气血。适用于骨性关节炎。

薏仁芡实猪骨汤

【组成】薏苡仁、芡实各 20g，藕 500g，猪棒骨 1 根，花菜 200g，生姜片 15g，料酒 15ml，食盐 3g，葱花 5g，薤白 10 个，花椒 10 粒。

【制法用法】薏苡仁、芡实分别洗净；花菜去老皮，掰成小朵，洗净；藕刮洗干净，拍碎；薤白洗净；猪棒骨入沸水中汆一下，洗净，砸碎后放入砂锅内，用生姜片、料酒、薤白、花椒拌匀，码味 20 分钟后，加入备好的薏苡仁、芡实、藕和清水 1000ml，煮沸后撇去浮沫，再用文火炖 1 小时，再放入花菜炖熟烂，加食盐和葱花调味。空腹或佐餐热食，每日食用。10 天为一个疗程。

【功效主治】除湿健脾、调理气血、强筋健骨。适用于骨性关节炎者。

丝瓜荸荠猪骨汤

【组成】丝瓜 300g，荸荠 200g，猪骨 500g，黄花菜 100g，薤白 10 个，葱节 10g，生姜片 10g，食盐 3g，味精 1g，料酒 20ml。

【制法用法】猪骨洗净，砸碎后放入砂锅中，用料酒、薤白

（洗净）、葱节、生姜片拌匀，码味 10 分钟，加清水 1000ml，煮沸后去浮沫再炖半小时后，加入去皮和两头、洗净滚刀切成块的丝瓜，洗净去皮的荸荠煨半小时，最后加备好的黄花菜煮熟，用食盐、味精调味即可。空腹佐餐，每天食用，可连服 10 天。

【功效主治】活络通经、除湿止痛、清热解毒、强筋壮骨。适用于骨性关节炎。

丝瓜香菇猪骨汤

【组成】丝瓜 300g，鲜香菇 300g，猪骨 500g，黄花菜 100g，独蒜头 10 个，薤白 10 个，葱节 10g，生姜片 10g，食盐 3g，味精 1g，料酒 20ml。

【制法用法】猪骨洗净，砸碎后放入砂锅；独蒜、薤白去表皮后洗净，与葱节、生姜片和料酒共入砂锅内与猪骨拌匀，码味 20 分钟，加入洗净的香菇和清水 800~1000ml 煮沸，撇去浮沫，改文火炖至熟透时，加入择洗干净的黄花菜再沸 10 分钟，用食盐和味精调味即可。空腹热食，每日服用，可连服 10 天。

【功效主治】通经活络、调理气血、排毒降脂、强筋壮骨。适用于骨性关节炎。

五色猪骨汤

【组成】胡萝卜块 200g，黑木耳（水发）100g，白花菜 200g，黄花菜 100g，荠菜或芹菜 100g，猪骨 500g，独蒜（大蒜瓣）或薤白 50g，生姜片、葱节各 15~20g，料酒 15~20ml，食盐 3g，味精 1g。

【制法用法】将猪骨洗净，砸碎放入砂锅内，用姜、葱、蒜或薤白、料酒等拌匀，码味 20 分钟后加水 1000g 炖酥软（约 1 小时），加入备好的胡萝卜块、木耳片、菜花小朵煮至九成熟，再放入黄花菜和荠菜（或芹菜）煮熟，去骨，加食盐和味精调味即可。空腹佐餐热食，每日食用。可常服。

【功效主治】清热、解毒、除湿，降脂降压。适用于骨性关节炎者。

木耳木瓜猪骨汤

【组成】西蓝花（花椰菜，兰花菜）300g，水发黑木耳150g，木瓜150g，猪骨500g，木耳菜200g，薤白20个，生姜片、葱节各15~20g，料酒15~20ml，食盐3g，味精1g，葱花5g。

【制法用法】西蓝花去老皮，掰成小朵，嫩茎切条，洗净；水发木耳择洗干净，撕成小朵；木瓜去瓤和子，削去表皮，洗净，切块。猪骨剁成小块，洗净后放入砂锅内，用姜片、葱节、料酒拌匀，码味20分钟，加水1000ml炖1小时，加入备好的西蓝花、木耳、木瓜和薤白炖熟透，再放入洗净的木耳菜煮熟，加食盐和味精调味，撒上葱花即可。空腹每天常食，可连服10天。

【功效主治】除湿排毒、调理气血。适用于骨性关节炎。

薤白赤豆羊骨汤

【组成】薤白100g，赤小豆50g，羊骨500g，莴笋叶200g，生姜片15g，料酒15ml，食盐3g，香菜5g，味精1g。

【制法用法】将薤白、赤小豆分别洗净；莴笋叶、香菜洗净，切成短节。羊骨入沸水中氽一下，洗净后剁成小块，放入砂锅内用薤白、生姜片和料酒拌匀，码味20分钟，加入赤小豆和清水800ml淹没煮沸，去浮沫后文火炖至熟烂，加入莴笋叶煮沸10分钟，用食盐和味精调味，撒上香菜，空腹热食。每天1次，连服

10天为1个疗程。

【功效主治】解毒通络、除湿、壮骨、健脾。适用于骨性关节炎。

三、菜肴类偏方

香菇芡豆炖鸭脚板

【组成】香菇200g，芡实20g，白扁豆20g，鸭脚板100g，生菜叶150g，生姜片10g，料酒10ml，薤白10个，食盐3g，葱花5g。

【制法用法】香菇、芡实、白扁豆、薤白分别洗净；鸭脚板刮洗干净，砸碎趾骨，用生姜、料酒拌匀，码味10分钟，共入砂锅内，加水煮沸，撇去浮沫后，文火炖熟烂，加入洗净、切碎的生菜叶煮熟，加食盐和葱花。每日空腹或佐餐热食，10天为1个疗程。

【功效主治】除湿、解毒、降脂。适用于骨性关节炎。

黑豆薤白炖凤爪

【组成】大黑豆50g，薤白20个，鸡脚（凤爪）150g，生菜叶200g，生姜片15g，料酒15ml，食盐3g。可配用白芍、山药各10g。

【制法用法】将大黑豆、薤白、生菜叶分别洗净。鸡脚刮洗干净后，砸碎趾骨，放入砂锅内用料酒、生姜片拌匀，码味20分钟，加大黑豆（可先用水发胀）、薤白和水煮沸，撇去浮沫，用文火炖熟烂，加入切碎的生菜叶再沸5分钟，用食盐调味即可。每日空腹或佐餐热食，10天为一个疗程。

【功效主治】解毒祛湿、健脾养胃、通阳理气。适用于骨性关节炎。

黄豆芡实炖鸭脚板

【组成】黄豆 50g，芡实 20g，鸭脚板 100g，芹菜 100g，木耳 10g，生姜片 15g，料酒 15ml，食盐 3g，葱花 5g。

【制法用法】黄豆、芡实、芹菜分别洗净；鸭脚板刮洗干净，砸碎趾骨；木耳用水发胀，择洗干净。鸭脚板放入砂锅内用料酒、葱花、生姜片拌匀，码味 20 分钟，加入先用水发胀的黄豆、芡实和清水约 600ml 煮沸，撇去浮沫，加入木耳文火炖烂，再加入切碎的芹菜煮沸 5 分钟，调食盐入味即可。每日空腹或佐餐热食，10 天为一个疗程。

【功效主治】解毒祛湿、降脂降压、养胃健脾。适用于骨性关节炎。

冬瓜香菇肉片

【组成】冬瓜块 500g，鲜香菇 200g，鲜鸡脯肉片 100g，独蒜头 10 个，葱末、蒜末各 5g，淀粉适量，食盐 3g，高汤 500ml。

【制法用法】鲜香菇洗净，切片；独蒜头去皮，洗净。香菇、蒜共入砂锅内，加高汤煮沸，撇去浮沫后加冬瓜块，中火煮至独蒜头熟烂（约 20 分钟），加入用葱末、姜末、食盐 1g 拌匀，码味 5 分钟，加淀粉上浆的鲜鸡脯肉片，煮沸 3 分钟，调入食盐 2g 即可。每日空腹或佐餐热食，连用 5~10 天。

【功效主治】除湿利尿、降脂健脾、调理气血。适用于骨性关节炎。

冬菇番茄蛋花

【组成】冬瓜片 200 片，平菇片 200 片，番茄片 150g，鸡蛋 1

个，生姜片、大蒜片各20g，食盐3g，高汤500ml，葱花5g，味精1g。

【制法用法】将高汤烧开，放入生姜、大蒜、冬瓜、平菇、番茄片，煮熟时打入鸡蛋，拌匀后放食盐、味精，撒上葱花即可。每日空腹热食，可连用10天。

【功效主治】降脂除湿、调理气血。适用于骨性关节炎。

土豆烧牛排

【组成】马铃薯300g，赤小豆100g，牛排骨500g，生姜、葱节各15~20g，料酒15~20ml，蒜片10g，香菜5g，食盐3g，味精1g，五香豆瓣酱5~10g。

【制法用法】将牛排骨剁成小块，入沸水锅中汆一下，洗净后放入砂锅内，用姜、葱、蒜、料酒和豆瓣酱拌匀，码味20分钟后放洗净的赤小豆和清水约600ml煮沸，慢烧1小时后加入马铃薯块烧熟透，加食盐和味精调味，撒上香菜即可。空腹佐餐热食，10天为一个疗程。

【功效主治】除湿利尿、健脾壮骨、调理气血。适用于骨性关节炎。

莲藕赤豆烧猪蹄筋

【组成】鲜藕500g，赤小豆100g，芡实20g，猪蹄筋200g，生姜片、大蒜瓣各20g，食盐3g，味精1g，葱节10g，料酒10ml，葱花5g。

【制法用法】鲜藕刮洗干净，拍碎；赤小豆、芡实淘洗干净；猪蹄筋入沸水中汆一下后洗净，共入砂锅内，放入生姜片、大蒜瓣、葱节和料酒拌匀，加水淹没，慢烧至蹄筋熟透，加食盐和味精调味，撒上葱花。空腹热食，10 天为一个疗程。

【功效主治】除湿健脾、降脂益心、强筋健骨、调理气血。适用骨性关节炎。

五豆烧羊蹄

【组成】赤小豆、白扁豆、刀豆、绿豆、大黑豆各 20g，羊蹄 2 只，生姜片、大蒜片各 10~15g，料酒 10~15ml，食盐 3g，味精 1g，葱花或香菜节 5g。

【制法用法】羊蹄去蹄甲，洗净后剁成小块，放入砂锅内，用姜、蒜、料酒拌匀，码味 20 分钟，加入洗净的五豆和清水约 1000ml 煮沸，去浮沫后慢炖至酥软熟透，加食盐、味精调味，撒上葱花或香菜趁热食。佐餐热食，10 天为一个疗程。

【功效主治】除湿排毒、通络止痛、强筋壮骨。适用于骨性关节炎。

青豆花菜烧猪蹄

【组成】青豆 200g，西兰花 300g，猪蹄（约 300g）1 只，洋葱 100g，生姜片 15g，料酒 15ml，葱花或香菜节 3g，五香豆瓣酱 10g，食盐 3g。

【制法用法】将猪蹄去蹄甲，在火上烤黄后刮洗干净，剁切成小块，用生姜片、料酒、剁细的五香豆瓣酱拌匀，码味 20 分钟，与洗净的青豆共入锅内，加水淹没慢烧 1 小时。西兰花去老皮，掰成小朵，嫩茎切条，洗净；洋葱去蒂须，洗净，切片（丝）后一起放入已烧 1 小时的青豆蹄花锅内，翻匀烧熟透后加食盐调味，撒上葱花或香菜节。空腹热食，连用 10 天为一个疗程。

【功效主治】增强和调节免疫功能、强筋壮骨。适用于骨性关节炎。

四、主食类偏方

木瓜面

【组成】木瓜粉1500g，豆粉200g，白面粉3000g，鸡蛋10个，生姜5g，食盐、味精、胡椒粉、猪油、葱各适量。

【制法用法】将白面粉、木瓜粉、豆粉放入盆中，加鸡蛋和适量的水、食盐，揉成面团，擀成薄面片，切成面条。在锅内加适量水，放入猪油、葱、生姜烧开，再将适量面条下入，煮熟，放入味精、食盐、胡椒粉即成。作主食食用，常用有效。

【功效主治】健脾和胃、除湿通络。适用于骨性关节炎。

春盘面

【组成】海桐皮50g，秦艽30g，五加皮30g，蘑菇2000g，羊肉1000g，鸡蛋5个，白面粉3000g，生姜、胡椒粉、料酒、味精、醋、食盐各适量。

【制法用法】将羊肉洗净，切成2cm见方的小块，蘑菇洗净，一切两块；海桐皮、秦艽、五加皮打成细末；将白面粉用水发透，放入海桐皮粉、秦艽粉、五加皮粉、食盐，磕入鸡蛋，揉成面团，用擀面杖擀薄，切成面条。将羊肉块放入锅内，加入生姜、蘑菇，置武火上烧开，然后将面条下入，烧开，加入食盐、料酒、醋、胡椒粉、味精即成。吃面条，喝汤。本方为7日剂量，每日服食1~2次。

【功效主治】清热除湿止痛。适用于骨性关节炎。

防己菠菜饺

【组成】防己 100g，猪瘦肉 500g，白面粉 3000g，菠菜 750g，生姜、葱花、胡椒粉、酱油、香油、食盐各适量。

【制法用法】将菠菜清洗干净后，去茎留叶，在木瓢内搓成菜泥，加入适量清水搅匀，用纱布包好挤出绿色菜汁，待用；防己打成细末。将猪肉用清水洗净，剁成末，加食盐、酱油、胡椒粉、生姜末拌匀，加适量水搅拌成糊，再放入葱花、防己粉、香油拌匀成馅。将面粉用菠菜汁和匀，如菠菜汁不够用，可加点清水揉匀，使表面光滑为止，然后加肉馅做成饺子坯。待锅内水烧开后，将饺子下锅煮熟后即可。分次食用。

【功效主治】清热除湿止痛。适用于骨性关节炎。

松节汤圆

【组成】松节粉 15g，赤芍粉 30g，糯米粉 500g，玫瑰蜜 15g，樱桃蜜、黑芝麻各 30g，白糖 150g，鸡油 30g，面粉 15g。

【制法用法】将鸡油熬熟，滤渣晾凉；面粉放干锅内炒黄；黑芝麻炒香捣碎；将玫瑰蜜、樱桃蜜压成泥状，加入白糖，撒入松节粉、赤芍粉和匀，做成心子，将糯米粉和匀，包上心子做成汤圆。等锅内清水烧沸时，将汤圆下锅煮熟即成。可做早点或晚点，适量食用。

【功效主治】祛风除湿、活血止痛。适用于骨性关节炎。

期颐饼

【组成】薏苡仁粉 180g，白面粉 250g，生鸡内金 90g，白糖适量。

【制法用法】将鸡内金打细，过筛，置盆内，加开水浸半日许。将薏苡仁粉、白面粉、白糖用浸有鸡内金的水和匀，做成薄小饼，烙成金黄色，如饼干样。可以随时服食。

【功效主治】化瘀除湿止痛。适用于骨性关节炎。

第四章　肩关节周围炎

肩关节周围炎又称肩周炎，俗称冻肩、五十肩等，是指肩关节周围的肌肉、肌腱、滑囊及关节囊等软组织病变而引起以肩部疼痛及功能受限为特点的疾病。多发于50岁左右的成人，常因局部受风寒、劳损、外伤及肩部软组织退行性病变所引起。其表现肩关节酸痛，尤以夜间为甚。动则痛剧，提物无力，活动受限，不论主动或被动的肩上举、后伸、外旋和内旋等活动均受限制，甚则强直，肌肉萎缩，局部有广泛性压痛。早期以疼痛为主，或有轻微肿胀。疼痛可影响夜间睡眠。后期以功能障碍为主，甚至洗脸、梳头、穿衣、插衣口袋等日常生活自理都有困难。病程较长。

中医认为本病多因年老肝肾亏损，气血虚弱，血不荣筋，或外伤后遗，痰浊瘀阻，或露肩贪凉，风寒湿邪乘虚侵袭，痹阻关节，使气血凝滞不畅，筋脉为之拘挛而致。

第一节　中药内服偏验方

防风羌活散

【组成】防风、羌活、藁本、川芎、白芍（炒）各21g，黄连

（酒炒）、黄芩（酒炒）各 15g，甘草 12g。

【制法用法】上药共研极细末，和匀，贮瓶备用。每次服 15g，加生姜 3 片，葱白 3 个水煎服：日服 2 次。

【功效主治】疏风清热、活血柔筋、散寒止痛。主治肩背强直作痛及肩臂痛。

当归丹参方

【组成】当归、丹参、透骨草、生地黄各 30g，羌活 18g，桂枝、香附各 15g。

【制法用法】上药共研细末，取上药粉，以冷开水泛为丸，如绿豆粒大，贮瓶备用。每次服 6~9g，日服 3 次，温白酒或温开水送服。

【功效主治】祛风散寒、活血通络。主治肩关节周围炎。

二活散

【组成】独活、羌活、党参各 30g，当归、桑枝各 20g，肉桂 5g。

【制法用法】上药共研极细末，和匀，贮瓶备用。每次服 9~15g，日服 3 次，温酒或温开水送服。

【功效主治】祛风散寒、益气活血、消炎通络。主治肩周炎。

柴胡当归散

【组成】柴胡、当归、炒白芍、云茯苓、秦艽、伸筋草、威灵仙、制附片、陈皮、法半夏、地龙各 30g，甘草、白芥子、黄芩各 20g，蜈蚣 10g。

【制法用法】上药共研极细末，和匀，贮瓶备用。每次服 9g，一日服 3 次，温酒送服。

【功效主治】祛风除痰、温经化湿、舒肝和脾。主治肩关节周围炎。

白芍散

【组成】白芍30g，姜黄15g，蜈蚣12条，炙甘草9g。

【制法用法】上药共研极细末，和匀，贮瓶备用。每次服12g，日服3次，水煎温服。1周为一个疗程。

【功效主治】柔肝养筋、搜风通络、缓急止痛。主治肩周炎。

白芷川芎散

【组成】白芷、川芎、甘草、制川乌、老鹿角、全蝎、山甲珠、地鳖虫各等份。

【制法用法】上药共研极细末，贮瓶备用。肩周炎用白酒或开水送服，每次服0.5g，一日服2~3次，空腹服。并配用艾灸法。偏头风：每次服0.5g，温开水送服，日服2次。乳癖：每次服0.6g，每日服2~3次，温开水送服。鼻塞：每次服0.5g，一日服2次，温开水送服。连服5天。

【功效主治】祛风活血、搜风通络、温经止痛。主治肩凝症，偏头风，乳癖，鼻塞等。

桑枝芪藤丸

【组成】锦黄芪、鸡血藤、老桑枝、丝瓜络各30g，西秦艽、当归尾、川续断、威灵仙、伸筋草各12g，透骨草、桂枝尖、千年健、川红花各9g，片姜黄10g。

【制法用法】上药共研细末，和匀，以冷开水泛为丸，如梧桐子大，贮瓶备用。每次服6~9g，日服2次，白酒送服。10日为一个疗程。

【功效主治】益气活血、祛风除湿、温经通络。主治肩周炎。

白花蛇散

【组成】白花蛇2条，川芎10g，骨碎补、葛根、伸筋草、杜仲、全当归各30g，羌活、追地风、赤芍、牛膝、补骨脂、全蝎、地龙、白芷各15g。

【制法用法】上药共研极细末，和匀，贮瓶备用。每次服9g，日服3次，黄酒送服。15日为一个疗程。

【功效主治】益肾活血、祛风通络。主治肩周炎。

归芍透骨丸

【组成】透骨草、鸡血藤、生地黄、当归、白芍、丹参各9g，防风、桂枝、羌活各6g，片姜黄、元胡各5g，细辛、生甘草各3g。

【制法用法】蜜丸。上药共研细末，取上药粉炼蜜为丸，如梧桐子大，贮瓶备用。每次服9g，日服3次，温酒或温开水送服。10天为一个疗程。

【功效主治】祛风散寒、清热凉血、活血止痛。主治肩周炎。

第二节　中药外用偏验方

二乌防风散

【组成】川乌、草乌各10g，防风、白芷、葛根、木瓜、川芎、红花、羌活、川椒、川续断、乳香、没药、伸筋草、透骨草、骨碎补、芙蓉叶、金果榄、片姜黄各15g。

【制法用法】将上药共研为粗末，装于棉布袋内煎煮30分钟。取本品热熨患处，上加热水袋，每次60分钟，每日1~2次。9日为一个疗程。

【功效主治】祛风、除湿、止痛。主治肩周炎。

紫苏茱萸散

【组成】吴茱萸、薏苡仁、莱菔子、菟丝子、紫苏子、生食盐各30g。

【制法用法】先将生食盐投入锅内炒黄，再加入其余各药拌炒至微变色，然后倒在一块纱布上包好。取本品热熨患肩，边熨边活动肩关节直至药温已低为止，3小时后重炒上药再如法治疗1次，每日3次，连续治疗2日，第3日将上药水煎熏洗患肩。

【功效主治】温经通络、消肿止痛。主治肩关节周围炎。

草乌当归酒

【组成】三钱三15g，红花5g，当归、马钱子、乌枣各10g，生半夏7g，苏木、生川乌、生草乌、生南星、搜山虎、乳香、没药各6g。

【制法用法】将上药浸入60度米酒1500ml内，擦患处。每日3次。

【功效主治】祛风、除湿、止痛。主治肩周炎。

汁矾方

【组成】青菜汁、酸浆草汁、绿矾、白矾各适量。

【制法用法】将绿矾、白矾研细和青菜汁、酸浆草汁共调均匀，用药液搽患处。日 3 次，每次适量。

【功效主治】祛风、除湿、止痛。主治肩周炎。

姜黄川乌散

【组成】大伸筋草 100g，姜黄、川乌、川芎各 30g，乳香、没药、土当归、透骨草各 15g。

【制法用法】将诸药混合，共研细末，加开水、凡士林适量调敷患处。每日 1 次。

【功效主治】温经通络、消肿止痛。主治肩周炎。

大黄白芷散

【组成】大黄、白芷、地龙各 30g，石菖蒲、黄芩各 10g，川乌、草乌各 6g。

【制法用法】上药研末，加陈醋适量调敷外用。每日 1 次。

【功效主治】活血化瘀通络、祛风除湿止痛。主治肩周炎。

姜茴方

【组成】生姜 500g，大葱根 50g，花椒 250g，小茴香 100g，白酒 150g。

【制法用法】先把生姜和葱根切碎捣成糊，然后将 4 味混合一起拌匀，置于铁锅中用文火炒熟，用白酒拌合，再装进纱布袋中，敷于患处，温度以能耐受为度，上盖毛巾，再盖上棉被，使之发汗。每日 1 次。

【功效主治】温经通络、消肿止痛。主治肩周炎。

三白麻黄散

【组成】白附子 20g，麻黄、白胡椒、白芷各 10g。

【制法用法】上药共研细末，和匀，贮瓶备用。外用。先找准肩部最痛点，再涂一层凡士林或垫一层醋浸纱布，再将药末撒在上面，外盖一条醋浸毛巾，喷洒白酒数口，即刻点燃，局部发热后即熄灭酒火，迅速按揉，伸展关节或做爬墙动作，每日或隔日治疗 1 次。

【功效主治】祛风散寒、温经止痛。主治肩周炎。

麦麸散

【组成】伸筋草、生姜、川芎、威灵仙各 15g，羌活 12g，麦麸 300g。

【制法用法】先将前 5 味药水煎取汁 150ml，再将麦麸入锅内炒黄，趁热拌入药汁（适量），加醋 1 汤匙，盛于布袋中扎口，备用。外用。用时取药袋趁热敷于患处。外以绷带包扎固定。每日换药 1 次。10 天为一个疗程。

【功效主治】祛风除湿、温经通络。主治肩周炎。

二乌散

【组成】川乌、草乌、细辛、樟脑各 80g，冰片 10g，老陈醋适量。

【制法用法】先将前 5 味分别研为极细末，和匀，贮瓶备用。勿令泄气。外用。用时根据疼痛部位大小，取药末适量（一般为 15g），用老醋调成糊状，均匀敷在压痛点上，厚约 0.5~0.7cm，外裹纱布，然后用热水袋在纱布上热敷 20~30 分钟，每日 1 或 2 次。

【功效主治】祛风除湿、温经散寒、通络止痛。主治肩关节周围炎。

乳没四生散

【组成】生半夏、生南星、生川乌、生草乌、细辛、白芷、红花、乳香、没药各30g。

【制法用法】上药共研细末，贮瓶备用。外用。用时每取药末15~20g，加生姜3片，葱白3个，同捣烂，对入白酒适量，一齐入锅内炒热，和匀，敷患处，上盖敷料，胶布固定。隔日换药1次，5次为一个疗程。

【功效主治】温经化痰、活血止痛。主治肩周炎。

星乌散

【组成】天南星、生川乌、生草乌、羌活、苍术、片姜黄、生半夏各20g，白附子、白芷、乳香、没药各15g，红花、细辛各10g。

【制法用法】上药共研极细末，和匀，贮瓶备用。外用。用时每取1料，加食醋、蜂蜜、白酒、葱白捣烂如泥，鲜生姜适量，白胡椒30g研细，一并炒热后，装入旧布袋中，扎口，热敷患处，每日换药2次，每次敷30分钟：连用5~7日，不可内服。

【功效主治】温经散寒、通络止痛。主治肩周炎。

五枝膏

【组成】樟丹250g，乳香、没药各15g，香油500ml，桑树枝、槐树枝、榆树枝、桃树枝、柳树枝（长36cm，直径12mm，以秋末初冬采者为宜）各1段。

【制法用法】先将五树枝都切成3cm为一段，放入香油中炸焦枯捞起，再将乳香、没药（均研细末）加入油中，边加边搅拌（朝一个方向搅拌），搅拌均匀后，再加入樟丹，继续搅拌，呈糊状，待温后，摊在25~30张牛皮纸上。备用。外用。开始前2天，每天口服吡罗昔康30ml，贴膏前先用温水将肩关节周围皮肤擦洗干净后，再贴五枝膏。每5天换药1次，同时开始动关节及肩关节功能锻炼。

【功效主治】祛风除湿、活血消炎、通络止痛。主治肩关节周围炎。

络石藤膏

【组成】络石藤1000g，桑寄生200g，当归40g，全蝎、土鳖虫、独活、肉桂、黑附子各20g，干姜15g，乳香、没药各30g，冰片6g，桑枝1握。

【制法用法】上药除络石藤、当归、桑枝、冰片外，其余诸药混合略炒，后加入冰片，共研细末，过筛，待用。再将络石藤、当归、桑枝加水煎煮2次，滤汁去渣，合并2次滤液，加热浓缩，取出浓缩液，加入待用诸药末调和成膏，备用。外用。用时每取适量药膏，贴敷于曲池、肩髃、天宗穴上，包扎固定。每日换药1次，10次为一个疗程。

【功效主治】温经散寒、通络止痛。主治肩关节周围炎。

桂枝二乌膏

【组成】生川乌、生草乌、桂枝、透骨草、樟脑（后入，研）各30g。

【制法用法】上药共研细末，和匀，贮瓶备用。勿泄气；用时配制成膏状。外用。用时取药末15g，以葱白、生姜汁捣汁或白酒适量，调和成糊状，外敷双足底涌泉穴（或健侧足心），上盖敷料，胶布固定。每日换药1次，10次为一个疗程。

【功效主治】祛风除湿、散寒止痛。主治肩关节周围炎。

御寒膏

【组成】生姜（取自然汁）250g，牛膝90g，乳香　没药各5g，花椒少许。

【制法用法】取生姜汁置铜勺内，入研细的牛膝、乳香、没药煎化，移在滚水内，以柳条不住手搅匀，令成膏，再入花椒末少许，再搅匀，膏成，摊于皮纸上，备用。外用。用时取膏药贴敷患处，用鞋底烘热熨之，候五七日脱下，或起小痕不妨。

【功效主治】温经散寒、活血通络。主治肩周炎、腰痛及一切冷痹痛，或手足冷入骨者。

第三节　食疗偏方

一、粥类偏方

茯苓冬瓜粥

【组成】白茯苓100g，薏苡仁100g，薄荷15g，冬瓜100g，红糖或食盐适量。

【制法用法】将薄荷洗净，放入锅内，加水1500ml，沸后用文火煎约10分钟，滤汁去渣；茯苓、薏苡仁、冬瓜洗净，倒入锅内，注入药汁，置火上煮至薏苡仁熟烂，即可食用。食时可加糖或食盐调味，空腹服，当日服完。

【功效主治】除湿通络止痛。适用于肩关节周围炎。

薏苡仁绿豆南瓜粥

【组成】薏苡仁 100g，山药 100g，绿豆 100g，南瓜 100g，红糖或食盐适量。

【制法用法】将山药、薏苡仁、南瓜、绿豆洗净，倒入锅内，置火上煮至薏苡仁熟烂，即可食用。食时可酌加糖或食盐调味，空腹服，当日服完。

【功效主治】除湿通络止痛。适用于肩关节周围炎。

青蒿桑枝粥

【组成】青蒿 50g，桑枝 15g，粳米 100g，蜂蜜适量。

【制法用法】将青蒿、桑枝同放入锅内，先煎 30 分钟，去药留汁，加粳米和适量清水，文火煮成粥即可。佐餐时可用蜂蜜调味，随量服食。

【功效主治】清热除湿、通络止痛。适用于肩关节周围炎。

防风茯苓粥

【组成】防风 15g，薏苡仁 50g，白茯苓 30g，怀山药 30g，粳米 100g。

【制法用法】将防风、薏苡仁、白茯苓、怀山药同放入锅内，先煎 20 分钟，去药留汁，加粳米和适量清水，文火煮成粥即可。佐餐，随量服食。

【功效主治】清热除湿、通络止痛。适用于肩关节周围炎。

二、汤类偏方

地知膏鹌鹑汤

【组成】熟地黄 20g，知母 20g，生石膏 30g，鹌鹑 1 只，调味品适量。

【制法用法】将石膏用纱布包好，先煎 20 分钟，再将知母放入锅内，再煎 20 分钟，去药留汁；将鹌鹑宰杀，去毛、爪及内脏，切块，与药汁一起放入炖盅，加适量水及调味品，隔水文火炖 3 小时即成。佐餐，随量服食。

【功效主治】清热除湿通络。适用于肩关节周围炎。

乌鸡二藤汤

【组成】雷公藤 100g，鸡血藤 200g，乌鸡 1 只，生姜 15g，食盐适量。

【制法用法】将药材洗净，放入药袋。乌鸡宰杀后，去毛及内脏，洗净，将药袋塞入鸡胸，放入砂锅中，加适量水，文火煨熟烂。去药袋，用作料调味。食肉喝汤。3~6 天食 1 只。

【功效主治】清热除湿、养血祛风。适用于肩关节周围炎。

秦艽乌鸡汤

【组成】乌鸡 250g，秦艽 100g，千年健 100g。调味料各适量。

【制法用法】将药材洗净，放入药袋。乌鸡宰杀后，去毛及内脏，洗净，将药袋塞入鸡膛，放入砂锅中，加适量水，文火煨熟烂。去药袋，用作料调味。食肉喝汤。每 3 天 1 剂。

【功效主治】清热除湿、祛风通络。适用于肩关节周围炎者。

五加皮鳝鱼汤

【组成】鳝鱼 250g，五加皮 150g，薏苡仁 100g，食盐、调味料各适量。

【制法用法】将鳝鱼宰杀，去内脏、骨，切块；五加皮、薏苡仁洗净。将全部用料放入清水锅内，用武火煮沸，改用文火煲 3 小时，汤成用作料调味即可。喝汤食肉，每周 2 次。

【功效主治】除湿通络、活血止痛。适用于肩关节周围炎者。

薏苡仁蜂蜜汤

【组成】薏苡仁 150g，绿豆 200g，蜂蜜 100g，大枣 8 枚。

【制法用法】将大枣洗净，蒸熟，去皮、核，研烂如泥。薏苡仁、绿豆洗净，煮熟，加入枣泥，取熬炼好的蜂蜜，与之拌匀食用。每日 1 次，连续服用 1 周。

【功效主治】除湿通络、止痛。适用于肩关节周围炎。

三、菜肴类偏方

薤薏枣炖鳅鱼

【组成】薤白 50g，薏苡仁 50g，鳅鱼 250g，芹菜节 100g，生姜末 20g，料酒 20ml，食盐 3g，胡椒粉、花椒粉各 1g。可用鳝鱼等淡水鱼代替鳅鱼。

【制法用法】薤白、薏苡仁去浮尘；鳅鱼去内脏、鳃后洗净，用生姜末、料酒拌匀去腥，共入砂锅内煨熟烂，加芹菜煮熟，调入食盐、胡椒粉、花椒粉后热食。每日 1 剂，10 日为一个疗程。

【功效主治】除湿解毒、利尿降压、降脂抗癌、通阳理气。

适用于肩关节周围炎。

小贴士

肩周炎患者日常生活注意的事项

肩周炎患者应该注意以下几个事项。

（1）肩周炎急性期间，以缓解疼痛为主，不要使用推拿和按摩等治疗方式，不可过度运动。

（2）临床对肩周炎严重者使用针刀治疗，但针刀治疗年老体弱者不宜采用，且创伤性大，复发率高。

（3）积极配合治疗，针对功能障碍的症状，应坚持肩关节的功能锻炼。除了被动运动之外，病人应积极主动地配合，开展主动运动的功能训练，主动运动是整个治疗过程中极为重要的一环。

（4）保持一个良好的心态，肩周炎的康复运动或者功能训练不是一时的，需要肩周炎患者长期坚持。

（5）日常生活中调整良好的生活和工作习惯。

第五章　筋骨疼痛

筋骨痛是老年人常有的毛病，目前却向中青年人群蔓延。在电脑前坐了一整天，脖子痛；空调房里待久了，腰痛；鼠标用多了，手腕痛；偶尔游游泳，肩膀痛；爬山归来，膝盖痛……人未老，为何“筋骨”先衰？专家指出，缺乏运动、不正确的姿势，以及运动损伤是导致许多年轻人全身“筋骨痛”的主要原因。

第一节　中药内服偏验方

鸡血藤膏

【组成】鸡血藤 48g，冰糖 24g。

【制法用法】先将鸡血藤洗净，碎断，以清水加热煎煮，水量蒸发减少时，适量续水，煎煮 4~5 小时，将汁取出，续入清水，再煎。如此 3~4 次，取出残滓压榨，榨出汁与煎汁合并过滤，静置。取清汁置锅内，加热熬炼，表面起有泡沫时，随时捞除，汁转浓时，即降低火力，用铜勺轻入锅底不停搅动，防止焦化。炼成稠膏，取少许滴于能吸潮的纸上检视，以不渗纸为度。另取冰糖（或白糖），加热熔化，与稠膏合并，搅和均匀，入锅微炼，至再次呈稠膏状，除去泡沫，过滤入缸待凉。分装备用。每次服 15g，用温开水冲服。日服 1~2 次。

【功效主治】养血和血。主治筋骨酸痛。

杜仲膏

【组成】杜仲、续断、川牛膝、伸筋草各 15g，鸡血藤 25g。

【制法用法】上药加水煎煮 3 次，每次煮沸 2 小时，滤汁去渣，合并 3 次滤液，加热浓缩成清膏，再加蜂蜜 30g 收膏即成，收贮备用。每次服 15g，日服 2 次，温开水调服。

【功效主治】益肾活血、祛风通络。主治腰腿痛。

丝瓜根散

【组成】丝瓜根（烧黑）100g，威灵仙、伸筋草各 75g，杜仲、钻地风各 50g，麻黄 30g，猪腰子（剖开、切片、焙干）2 个。

【制法用法】上药共研极细末，和匀过筛，贮瓶备用。每次服 9g，日服 3 次，黄酒送服。

【功效主治】祛风散寒、清热除湿、益肾通络。主治腰腿痛。

狗胫骨散

【组成】狗胫骨（酥炙）、败龟甲（酥炙）、当归、川萆薢、牛膝各 60g，川芎、桂心、羌活各 30g。

【制法用法】上药共研极细末，和匀，贮瓶备用。亦可炼蜜为丸。每次服 6~12g，日服 2 次，空腹温酒送服。

【功效主治】舒筋壮骨、祛风散寒、活血通络。主治腰胯连膝脚痛。

落得打丸

【组成】落得打、黄芪、算盘子、伸筋草各30g，当归、川续断、怀牛膝、木瓜、秦艽、独活各25g，丝瓜络20g，炙甘草12g。

【制法用法】蜜丸。上药共研细末，过筛。以等量炼蜜为丸，如梧桐子大，贮瓶备用。每次服6~9g，日服2次，温开水送服。7日为一个疗程。

【功效主治】祛风除湿、活血通络、温经散寒。主治腰腿痛。

豨莶膏

【组成】豨莶草适量（蜜拌九蒸九晒），冰糖适量。

【制法用法】上药蒸取浓汁，酌加冰糖，文火收膏即成，备用。每次服9~15g，每日服3次，白开水冲服。

【功效主治】祛风和络。主治四肢麻痹，筋骨冷痛，腰膝无力。

桑枝膏

【组成】桑枝适量。

【制法用法】将上药洗净，碎断，加水煎煮3次，每次煮沸2小时，滤汁过渣，合并3次滤液，加热浓缩成清膏，再加蜂蜜适量，收膏即成。贮瓶备用。每次服9~15g，日服2次，白温开水化服。

【功效主治】祛风通络。主治筋骨酸痛，四肢麻木。

天麻丸

【组成】生地黄48g，当归、羌活各30g，杜仲21g，怀牛膝、天麻、萆薢、玄参各18g，独活15g，川附子3g。

【制法用法】蜜丸。上药共研细末，过筛，取上药粉，以1.3倍量炼蜜为丸，大粒每丸重9g，小粒如梧桐子大，分装备用。每次服（或小丸9g）1丸，日服2次，用温开水化服。10日为一个疗程。

【功效主治】活血祛风。主治筋骨疼痛，手脚麻木，行走艰难。

独活寄生丸

【组成】独活、防风、杜仲、桑寄生、川芎、茯苓、肉桂、秦艽、细辛、牛膝、党参各9g，熟地黄、当归、白芍、甘草各6g。

【制法用法】蜜丸。上药共研细末，过筛。取上药粉，以1.3倍量炼蜜为丸，每丸重9g。或如梧桐子大，分装备用。每次服1丸，日服2次，温开水送服。

【功效主治】养血舒筋、祛风除湿。主治腰膝酸痛，筋骨疼痛，伸展不利。

杜仙膏

【组成】杜仲、怀牛膝、桑枝、豨莶草、鸡血藤、威灵仙各15g。

【制法用法】上药加水煎煮3次，每次煮沸1小时，滤汁去渣，合并3次滤液，加热浓缩成清膏，再加蜂蜜30g，收膏即成。收贮备用。每次服15~30g，日服2次，温开水调服。

【功效主治】补益肝肾、祛风除湿、舒筋活络。主治筋骨疼痛，四肢麻木，行走无力。

归芍地黄丸

【组成】熟地黄 24g，山药、山茱萸（酒蒸）各 12g，泽泻、茯苓、牡丹皮、白芍（炒）各 9g，当归 6g。

【制法用法】蜜丸。按处方将上药炮制合格，称量配齐。熟地黄、山茱萸单放。将山药等六味药轧为粗粉，与熟地黄、山茱萸同捣烂，晒干或低温干燥，轧为细粉，和匀。取炼蜜丸，每丸重 9g。分装备用。每次服 1 丸，日服 2 次，温开水送服。

【功效主治】滋补肝肾、养阴清热。主治由肝肾不足引起的阴虚发热，头眩耳鸣，腰腿疼痛，烦躁不宁，骨蒸盗汗等。

四物散

【组成】菟丝子、桑寄生各 60g，炒杜仲 30g，鹿茸 15g。

【制法用法】上药共研极细末，和匀，贮瓶备用。每日早、晚各服 1 次，每次用黄酒冲服 3~5g。

【功效主治】补肝肾、益精血。主治腰膝酸困，行走无力。

虎骨黄芪散

【组成】狗胫骨、木瓜、千年健、钻地风、牛膝、乳香、没药各 15g，杜仲 20g，老雄鸡骨 1 具。

【制法用法】上药共研极细末，和匀，分作 60 包，贮瓶备用。每次服 1 包，每日早、晚各服 1 次，黄酒送下。

【功效主治】补肾壮骨、祛风除湿、活血通络。主治产后背腰腿痛，行走不便。

第二节　中药外用偏验方

二皮膏

【组成】五加皮、当归身各60g，闹羊花根皮、防风、荆芥、玄参、天花粉各45g，威灵仙、甘草各30g，麻油500ml。

【制法用法】将麻油置锅内，将上药碎断，投入锅内，炸至焦枯，去渣，微炼，用铅粉收膏，和匀，退火7日以去火毒，摊膏备用。外用。用时取膏药温热化开，贴于患处。

【功效主治】祛风除湿、清热养阴、通络止痛。主治筋骨疼痛，腰腿疼痛。

熊骨秦艽膏

【组成】熊骨、秦艽、苍术、牛膝、威灵仙、木鳖子、防风、麻黄、羌活、甘草、杜仲、海风藤、红花、生草乌、生川乌、生马钱子、乌梢蛇、肉桂、樟丹、豆油各适量。

【制法用法】按传统方法制成膏药，每张药重25g。外用。用时取膏药温热化开，贴于患处3~5日换药1次。

【功效主治】祛风散寒、活血止痛。主治筋骨疼痛，腰酸腿痛。

蓖麻子膏

【组成】蓖麻子（净肉，研）30g，生川乌头（去皮）15g，乳香（研）4.5g。

【制法用法】上药捣烂，以猪油研成膏。收贮备用。外用。用时取膏药少许，烘热涂患处，以手心摩之觉热如火者，效。

【功效主治】祛风散寒、活血止痛。主治筋骨疼痛。

乌药樟脑膏

【组成】乌药、防己、过江龙、两面针各150g，樟脑、薄荷脑各20g，没药、乳香各60g，麻油4000ml，黄丹1000g。

【制法用法】先将乌药、防己、过江龙、两面针置麻油中，浸泡5~7日，加热提取有效成分，至药物炸焦为度，捞除药渣，继续加热炼油至滴水成珠，离开火源，加入黄丹并不断搅拌，防止结底焦化，待冷后倒入冷水中，每日换水1次，以去火毒。1周后取出，置水浴上熔化，再对入乳香、没药、薄荷脑、樟脑等细粉，搅匀，用竹签摊膏，涂于牛皮纸或布中央，冷后向内对折即得，加盖戳记，收贮备用。外用。用时取膏药温热化开，贴于患处。

【功效主治】祛风散寒、舒筋活络。主治腰腿痛，跌打损伤。

茴香铁凉伞膏

【组成】江茴香、铁凉伞、马蹄香、生南星、山柰、人中白、白芷、土鳖虫、生半夏、藜芦各9g，生草乌、木防己、生川乌各15g，甘松、荜茇各6g。

【制法用法】配制膏药基质：松香500g研成极细末，盛于瓷罐内，置水浴锅内加热，待松香完全熔化后，将至20℃左右，将樟脑90g，分次缓慢加入已熔化的松香内，再加入樟脑油15g，调匀。取上膏药基质调配处方中过筛的处方药材的药粉150~180g拌匀，在水浴上加热熔化后，摊在膏药纸上，每张膏药6~9g药膏。冷后向内对折，收贮备用。外用。用时取膏药温热化开，局部贴敷。

【功效主治】散风活血、祛湿止痛。主治急性慢性肌炎，关节扭伤，腰腿痛。

南星半夏膏

【组成】南星粉、半夏粉、川芎、草乌粉各 30g，薄荷脑、樟脑、胡椒粉各 10g，蜂蜡 90g，松香 1000g，花生油 210g。

【制法用法】取松香、花生油、蜂蜡置锅内，加热熬至滴水成珠，然后慢慢加入南星粉、半夏粉、川芎粉、草乌粉（这时火候要小），不断搅拌，到滴入冷水成珠，手捏之不黏手为度。这时离开火源，稍冷后将其倒入冷水盆内。一周后，取出熔化，加入胡椒粉、薄荷脑、樟脑拌匀，摊膏（摊涂于裱被料上）备用。外用。用时取膏药温热化开，贴于患处。每贴 3~5 天。

【功效主治】祛湿、消肿、止痛。主治腰腿痛，跌打肿痛。

松针栀子膏

【组成】松针、栀子各 250g，樟脑 40g，桐油 750g，黄丹 500g。

【制法用法】将松针、栀子入桐油内浸泡 5~7 天，然后将油置锅内，加热提取有效成分，至药材焦枯黄时，捞出药渣，继续熬炼至滴水成珠，加入黄丹，不断搅拌，待冷后倒入冰水中浸泡 1 周以上以去火毒。取出膏药油，加热熔化，掺入樟脑粉，拌匀，摊膏（摊涂于裱被材料上）备用。外用。用时取膏药温热化开，外贴患处。每贴 5 天。

【功效主治】消炎止痛。主治腰腿痛，跌打扭伤肿痛。

当归细辛散

【组成】当归 150g，水蛭、䗪虫、蛇虫各 18g，威灵仙、赤芍、怀山药、桂枝各60g，细辛、木通、牛膝、土红花、地龙、木香、石缝丹、走马胎各30g。

【制法用法】上药共研极细末，和匀，贮瓶备用。外用。用时取本散适量，以蜂蜜调匀敷患处。每日或隔日换药1次，同时还可内服，每日早、晚各服15g，温开水送服。

【功效主治】理气散瘀、通络止痛。主治筋骨痛。

吴茱萸散

【组成】吴茱萸、黑附子、肉桂、干姜、川芎、苍术、独活、威灵仙、土鳖虫、全蝎、羌活、冰片各10g，皂角刺9g，川椒30g，细辛6g，红花15g。

【制法用法】上药共研细末，和匀过筛，贮瓶备用。外用。用时取药末10g，分放于8cm^{2}胶布中央，贴敷于腰眼、肾俞、脾俞穴上。或用白酒少许调药末20g，成糊状，外敷于上述穴位上包扎固定。每日换药1次，6次为一个疗程。

【功效主治】温经散寒、祛风除湿、活血通络。主治腰腿痛。

第三节　食疗偏方

一、主食类偏方

川芎白茯苓饼

【组成】白茯苓120g，川芎10g，面粉200g，糯米粉50g，植物油50ml，葱花、精盐、鸡精各适量。

【制法用法】将川芎、白茯苓研成细末，过筛。将川芎粉、白茯苓粉、面粉、糯米粉、葱花、精盐、鸡精一同放入大碗中，加水调匀成糊状，备用。将炒锅置武火上烧热，加入植物油，烧至六成热时，每次下入茯苓混合糊状 20g，待一面烙黄后，再翻过来烙另一面，两面呈金黄色熟透即成。作主食食用。

【功效主治】活血行气、祛风除湿、消炎止痛。适用于筋骨疼痛。

鸳鸯卷

【组成】面粉 1000g，面肥 50g，食碱 10g，山楂糕馅 100g，枣泥馅 100g。

【制法用法】将面肥放入盆内，加温水 500ml 调匀，将面粉倒入盆内和成面团，发酵。待面团发好，加入碱水拌匀。将面团放在案板上切成长条，分揪成约 30g 左右的剂子，揉光滑后按扁，擀成 0.2cm 厚、10cm 宽、12cm 长的面皮，一层抹上枣泥馅，一层抹上山楂糕馅，分别卷成卷，再用一个剂子擀成大薄皮，将两个抹上馅的卷包起来，成方形。蒸锅加水烧开，将包好的卷坯码入屉中，用武火蒸 15 分钟左右即熟。作主食食用。

【功效主治】健脾养血。适用于筋骨疼痛。

藕米糕

【组成】藕粉、糯米粉、白糖各 250g。

【制法用法】将藕粉、糯米粉、白糖加水适量，揉成面团，放在蒸锅笼屉上蒸熟即成。作主食食用。

【功效主治】健脾开胃、补血止血。适用于筋骨疼痛。

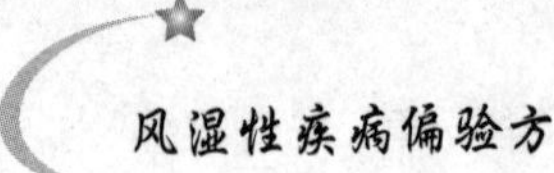

玉米面发糕

【组成】玉米面500g，小枣150g，面肥75g，食碱5g，红糖10g。

【制法用法】将小枣洗净，放入碗内，加清水适量，上屉蒸熟，取出晾凉。面团放入盆内，加水调匀，倒入玉米面，和成较软的面发酵。待面团发起，加碱和糖搅匀。将屉布浸湿铺好，把面团放在屉布上，用手沾水抹平，约2cm厚，将小枣均匀地摆在上面，用手轻按一下，上笼用武火蒸30分钟即熟，取出扣在案板上，切成菱形小块即成。作主食食用。

【功效主治】调中开胃、降浊利尿、养血安神。适用于筋骨疼痛。

荸荠糯米糕

【组成】荸荠1000g，糯米1000g，芝麻100g，白糖250g，青丝、红丝各适量。

【制法用法】将糯米淘洗干净，放在清水中浸泡4个小时，带水磨成浆，盛入盘内。将芝麻炒熟，擀碎。荸荠用水冲洗干净，去皮，剁碎，同白糖一起放入米浆中，搅拌均匀。蒸屉内铺上湿屉布，倒上拌匀的米浆，撒上芝麻和青丝、红丝，盖上锅盖，用武火蒸25分钟即熟，晾凉后切成块即可。作主食食用。

【功效主治】生津化痰、滋阴开胃。适用于筋骨疼痛。

二、粥类偏方

三七桂圆大枣粥

【组成】三七粉3g，桂圆6枚，大枣6枚，粳米150g，白糖

15g。

【制法用法】将桂圆、大枣、粳米洗净，与三七粉一起放入锅内，加水500ml，置武火上烧沸，再用文火煮熬35分钟，调入白糖即成。每日1次。

【功效主治】活血化瘀、益气止痛。适用于筋骨疼痛。

柿叶山楂粥

【组成】柿叶10g，山楂12g，粳米100g。

【制法用法】将柿叶、山楂加水煎取药汁，与淘净的粳米一同下入锅中，加入适量清水熬煮成粥即可。每日1次。

【功效主治】降压降脂、降低尿酸。适用于筋骨疼痛伴有高血压、高血脂者。

苹果皮粥

【组成】新鲜苹果皮50g，粳米50g，白糖适量。

【制法用法】将炒锅上火烧热，放入粳米炒黄，盛出。砂锅上火，加入洗净的苹果皮、炒黄的粳米和适量的水，先用武火煮开，转用文火熬30分钟调入白糖即可。每日1次。

【功效主治】健脾润肺。适用于筋骨疼痛。

三宝蛋黄粥

【组成】熟鸡蛋黄1个，山药15g，生薏苡仁30g，芡实15g，糯米30g。

【制法用法】将山药、薏苡仁、芡实研成末，与淘洗干净的糯米一同入锅，加清水适量，用武火烧开，再转用文火熬煮成稀粥，加入鸡蛋黄，拌匀即成。每日1次。

【功效主治】健脾开胃、养心安神。适用于筋骨疼痛。

百合粥

【组成】百合100g，粳米100g。

【制法用法】将百合洗净，与淘净的粳米一同放入锅中，加水适量，先用武火烧沸，再改用文火熬煮成稠粥。每日1次。

【功效主治】养心润肺、清热止痛。适用于筋骨疼痛。

荷叶粥

【组成】荷叶30g，粳米200g，白糖80g，明矾适量。

【制法用法】荷叶洗净，切成小片，放入温水锅内煮至水发绿，加入少许明矾，待水沸后，取出荷叶。粳米淘洗干净，下入煮荷叶的锅内，开锅后改用文火煮至粳米开花，盛入碗内，加入白糖即成。每日1次。

【功效主治】开胃清热、降低尿酸。适用于筋骨疼痛。

白芷粥

【组成】白芷15g，大米60g，白糖15g。

【制法用法】将白芷、大米一同放入锅中，加水600ml，置武火上烧沸，再用文火煮30分钟，调入白糖即成。每日1次。

【功效主治】祛风除湿、消肿止痛。适用于寒湿腹痛、筋骨疼痛。

土茯苓粥

【组成】土茯苓30g，粳米100g。

【制法用法】将土茯苓洗净，晒干，研成细粉，备用。粳米淘洗后，放入锅中，加水煮成稠粥，粥将成时加入土茯苓粉，搅匀再煮沸即成。每日 1 次。

【功效主治】清热解毒、除湿通络。适用于筋骨疼痛。

牛奶枣粥

【组成】牛奶 400ml，大枣 20 枚，粳米 100g，红糖 20g。

【制法用法】将粳米淘洗干净，放入锅内，加水 1000ml，置武火上煮开后，用文火煮 20 分钟，米烂汤稠时加入牛奶、大枣，再煮 10 分钟。食用时加红糖，调匀即可食用。每日 1 次。

【功效主治】补气养血、健脾和胃、生津止渴。适用于筋骨疼痛、糖尿病、便秘等。

牛奶梨片粥

【组成】牛奶 250g，梨 2 个，鸡蛋黄 3 个，粳米 150g，柠檬汁 5ml，白糖适量。

【制法用法】将梨去皮、核，切成厚片，加适量白糖上笼蒸 15 分钟，淋上柠檬汁拌匀后离火。牛奶烧沸后加白糖，投入淘洗干净的粳米，烧沸后文火煨煮成稠粥，调入打匀的鸡蛋黄，拌和后分盛入碗，铺上数块梨片，浇上梨汁即可。每日 1 次。

【功效主治】滋补气血。适用于筋骨疼痛、便秘等。

水果什锦粥

【组成】糯米 200g，橘子、菠萝、香蕉、梨、青梅、樱桃、白糖各适量。

【制法用法】糯米淘洗干净。橘子剥去外皮，取橘瓣备用。菠萝去皮切成小块：香蕉去皮，切成小块。梨洗净，去皮，切成小块。将糯米放入锅内，加入清水，置火上煮至米开花粥黏稠时，加入白糖调味，离火。将橘瓣、菠萝块、梨块、青梅、香蕉块拌入粥内，再在每碗粥内放3个红樱桃即成。每日1次。

【功效主治】滋阴生津、降低尿酸。适用于筋骨疼痛。

果泥奶粥

【组成】苹果500g，牛奶1000ml，粳米20g，白糖适量。

【制法用法】将苹果洗净去皮，切成两半，挖掉果核，再切成薄片，捣成果泥备用。将粳米淘洗干净，放入锅内，加清水适量，熬至半熟时，倒入牛奶继续熬至米烂开花，调入白糖起锅，稍凉后，拌入果泥即成。每日1次。

【功效主治】补虚美容、润肠通便。适用于筋骨疼痛、便秘。

三、汤羹类偏方

绿豆百合荷叶汤

【组成】绿豆100g，百合50g，鲜荷叶200g，冰糖适量。

【制法用法】将鲜荷叶洗净切碎，加适量水煎煮，去渣取汁，放入洗净的绿豆、百合，一同炖烂，加入冰糖调味即成。每日1次。

【功效主治】清热化湿。适用于筋骨疼痛。

鸡血藤木瓜豆芽汤

【组成】鸡血藤20g，木瓜10g，黄豆芽250g，精盐、猪油各少许。

【制法用法】将鸡血藤、木瓜洗净，同放入砂锅内，煎汁去渣，放入黄豆芽、猪油同煮汤，煮熟后调入精盐即可。每日1次。

【功效主治】清热化湿、宣痹止痛。适用于痛风。

赤小豆西瓜皮汤

【组成】赤小豆、西瓜皮、白茅根各50g。

【制法用法】赤小豆淘净。西瓜皮、白茅根分别洗净，切成小块。将赤小豆、西瓜皮、白茅根一同放入砂锅中，加清水适量，先用武火煮沸，再转用文火煮2小时即成。每日1次。

【功效主治】凉血生津、清热利湿。适用于筋骨疼痛。

黄瓜蛋汤

【组成】鲜黄瓜400g，鸡蛋2个，金针菜15g，植物油250ml（实耗约30ml），葱、姜、蒜、精盐、鸡精、白糖、酱油、醋、湿淀粉各适量。

【制法用法】蒜剥皮切片，葱洗净切成葱花，姜洗净切成薄片。金针菜用水泡胀，洗净，择去蒂头。黄瓜洗净，切去两端，再切成花刀。用少许精盐将切好的黄瓜腌10分钟，沥干水分。鸡蛋打入碗中，加入鸡精、白糖、酱油、醋拌匀。锅上火，加油烧至七成热时，将黄瓜沾满蛋液后下入油锅，炸至表面呈黄色时捞出，放入碗中。锅留底油，待油热时下葱花、姜片、蒜片，炸出香味，下金针菜，加适量清水，烧开后下黄瓜，加适量调料，煮入味时用湿淀粉勾芡，起锅即成。每日1次。

【功效主治】滋阴清热、利咽明目。适用于筋骨疼痛、咽喉肿痛。

蕹菜鸡蛋汤

【组成】蕹菜150g，鸡蛋2个，葱花、精盐、鸡精、植物油各适量。

【制法用法】将蕹菜去杂，洗净，切成段，鸡蛋打入碗中搅匀。油锅烧热，下葱花煸香，投入蕹菜煸炒，加入精盐炒至入味，出锅待用。锅内放适量清水烧沸，徐徐倒入蛋液，煮成鸡蛋花时，倒入炒好的蕹菜，用鸡精调好口味即成。每日 1 次。

【功效主治】滋阴养心、润肠通便。适用于筋骨疼痛。

威灵仙蜇皮汤

【组成】威灵仙 15g，白芥子 12g，茯苓 25g，海蜇皮（鲜）60g，胡椒 6g。

【制法用法】将以上原料一起放入瓦锅内，加清水适量，文火煮 2~3 小时，调味即可饮用。每日 1 次。

【功效主治】祛风除湿、消积化痰。适用于筋骨疼痛。

荸荠木耳羹

【组成】荸荠 150g，水发黑木耳 100g，酱油、白糖、醋、植物油、鲜汤、湿淀粉各适量。

【制法用法】将黑木耳去杂洗净，沥干水分，撕成片。荸荠洗净，去皮，切成片。砂锅上火，放油烧至七成热，将黑木耳、荸荠同时下锅煸炒，加酱油、白糖、鲜汤，烧沸后用湿淀粉勾芡，加入醋调匀即可。每日 1 次。

【功效主治】滋阴润肺、润肤明目。适用于筋骨疼痛。

茯苓山药羹

【组成】白茯苓 30g，山药 60g，红糖 30g，生粉适量。

【制法用法】将山药、茯苓共研成粗粉，放入锅中，加水煮成稠羹，用生粉勾薄芡，调入红糖，拌匀即成。每日 1 次。

【功效主治】健脾益气。适用于筋骨疼痛。

茯苓银耳鸽蛋羹

【组成】茯苓 20g，水发银耳 150g，鸽蛋 20 个，精盐、鸡精、鸡油、猪油、湿淀粉、鲜汤各适量。

【制法用法】茯苓研磨成细粉，水发银耳去杂洗净。鸽蛋放入冷水锅中煮熟，捞出去壳。锅烧热放油，加入鲜汤、鸽蛋、银耳、茯苓粉、精盐、鸡精，煮至银耳熟烂，用湿淀粉勾芡，淋上鸡油出锅即成。每日 1 次。

【功效主治】补脾益肾、滋阴润燥。适用于筋骨疼痛。

赤小豆葫芦羹

【组成】西葫芦 1 个，赤小豆 50g，大枣 20g，冰糖、蜂蜜适量。

【制法用法】将两葫芦洗净，去瓜瓤，加水煎成浓汁，再加赤小豆、大枣同煮成羹，加入冰糖、蜂蜜调味即成。每日 1 次。

【功效主治】清热消毒、利水消肿。适用于筋骨疼痛。

樱桃羹

【组成】樱桃 50g，藕粉 50g，冰糖 25g，果酸 0.5g。

【制法用法】将樱桃洗净去核，再用水漂洗 2 次。向锅中加入清水、樱桃和冰糖，用文火熬煮 1 个小时，然后加入果酸、藕粉，开锅即可。每日 1 次。

【功效主治】活血化瘀、滋阴润燥。适用于筋骨疼痛。

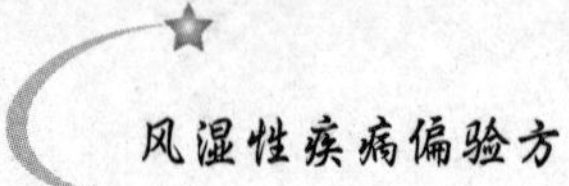

四、茶饮类偏方

橘皮饮

【组成】橘皮10~15g，杏仁10g，老丝瓜络10g，白糖少许。

【制法用法】将以上原料洗净，放入锅中，加适量水，共煮15分钟，澄清后加少许白糖，即可饮用。代茶频饮，四季常服。

【功效主治】化痰除湿、舒筋通络。适用于痛风。

山楂桃仁饮

【组成】山楂20g，桃仁6g，红花6g，丹参10g，白糖30g。

【制法用法】将山楂洗净去核，桃仁洗净去皮，红花洗净，丹参洗净切片。将以上各味放入炖盅中，加水300ml，置武火上烧沸，再放文火上炖煮15分钟后，冷却，过滤，除去药渣，加入白糖拌匀即成。每日1次。

【功效主治】化瘀血、降血压。适用于筋骨疼痛，高血压。

防己饮

【组成】防己15g，白糖15g。

【制法用法】将防己洗净，切成片，放入炖盅中，加水250ml，置武火上烧沸，再用文火煮25分钟，停火，滤去药渣，加入白糖即成。每日1次。

【功效主治】祛风湿、止疼痛。适用于筋骨疼痛。

香蕉山楂饮

【组成】香蕉50g，生山楂30g，大枣60g，红糖15g。

【制法用法】将生山楂、大枣分别洗净，与去皮的香蕉、红糖一同入锅，加水1000ml，熬至250ml即成。每日1次。

【功效主治】理气消食、利膈化瘀。适用于筋骨疼痛，食欲不振。

雪梨百合饮

【组成】雪梨1个，百合30g，冰糖适量。

【制法用法】将雪梨洗净，去皮、核，切成小块。百合洗净，一起放入锅中，加水煮沸，放入冰糖适量，炖40分钟即成。每日1次。

【功效主治】清心安神、生津止渴。适用于筋骨疼痛，失眠。

木瓜薏苡仁饮

【组成】木瓜20g，薏苡仁10g，白糖15g。

【制法用法】将木瓜、薏苡仁分别洗净泡软，放入锅中，加水300ml，置武火上烧沸，转用文火熬50分钟，加入白糖即可。每日1次。

【功效主治】舒筋活络、化湿和胃、健脾利湿。适用于筋骨疼痛。

茼蒿蛋白饮

【组成】鲜茼蒿250g，鸡蛋3个，精盐、香油各适量。

【制法用法】将鲜茼蒿洗净，鸡蛋打破取蛋清。茼蒿加适量水煎煮，将熟时，加入鸡蛋清煮片刻，调入精盐、香油即可。每日1次。

【功效主治】降压、止咳、安神。适用于筋骨疼痛。

五、菜肴类偏方

糖醋山药

【组成】山药500g，白糖50g，醋20ml，面粉50g，植物油适量。

【制法用法】将山药洗净、去皮，切成滚刀块，裹上干面粉。炒锅烧热，注油烧至六成热时将山药块放入，炸至起皮呈黄色捞出，沥油。炒锅控净油，加醋、白糖水，烧开后再倒入山药块，使浓汁裹匀山药块即成。佐餐食用。

【功效主治】健脾固精。适用于筋骨疼痛，遗精，早泄。

核桃泥

【组成】核桃仁2250g，山药100g，精盐少许。

【制法用法】将核桃仁浸在含盐的冷开水中，5分钟后取出，放进微波炉转3分钟，取出捣碎，与炒熟的山药粉混合拌匀即可。每次30g，用温开水送服。佐餐食用。

【功效主治】健胃、润肺、安神。适用于筋骨疼痛。

韭菜炒核桃仁

【组成】核桃230g，韭菜150g，精盐、鸡精、植物油各适量。

【制法用法】将核桃仁下油锅炸黄，再加入洗净切成段的韭菜，炒熟，调入精盐、鸡精即成。佐餐食用。

【功效主治】补肾壮阳、益智强身。适用于筋骨疼痛。

土茯苓炒肉丝

【组成】土茯苓30g，猪肉300g，芹菜250g，葱、姜、精盐、料酒、植物油各适量。

【制法用法】土茯苓加水煮30分钟，滤渣留汁。芹菜切成3cm长的段。葱切段，姜切片。猪肉洗净，切成丝。炒锅置火上，放入植物油烧至七成热时，放入葱段、姜丝、料酒爆香，再放入肉丝、芹菜、土茯苓汁、精盐，翻炒5分钟即成。佐餐食用。

【功效主治】利湿解毒、消炎止痛。适用于筋骨疼痛。

红花白菊花炒肉片

【组成】红花6g，白菊花（鲜品）10g，猪瘦肉250g，葱、姜、精盐、鸡精、料酒、植物油各适量。

【制法用法】将红花、白菊花洗净。猪瘦肉洗净，切成薄片。葱切段，姜切片。将炒锅置武火上烧热，加入植物油烧至六成热时，放入葱、姜爆香，放入猪瘦肉片，加入料酒，待肉变色后，下入精盐、鸡精，炒熟后，加入红花、白菊花即成。佐餐食用。

【功效主治】补血益气、活血化瘀、平肝明目。适用于筋骨疼痛。

桂枝白茯苓里脊

【组成】白茯苓30g，桂枝10g，猪里脊肉250g，鸡蛋1个，植物油（实耗60ml）1000ml，葱、姜、精盐、鸡精、白糖、料酒、酱油、面粉、豆粉、椒盐各适量。

【制法用法】将白茯苓、桂枝研成细粉，过筛。猪里脊肉洗净，切成2cm宽、4cm长的段。葱切花，姜切片。将茯苓粉、桂枝粉、面粉、豆粉、精盐、鸡精、白糖、酱油、料酒、葱、姜、鸡蛋液放入同一个碗内，加清水少许调成糊状，再将猪里脊肉放入挂浆备用。将炒锅置武火上烧热，加入植物油烧至六成热时，用筷子夹住猪里脊肉，逐块放入油锅内炸为金黄色捞出，沥干油分，直至炸完为止。食用时，配1碟椒盐即可。佐餐食用。

【功效主治】渗湿利水、益脾和胃、宁心安神。适用于筋骨疼痛。

丁香当归蒸排骨

【组成】丁香15g，当归20g，猪排骨400g，葱、姜、盐、鸡精、料酒各适量。

【制法用法】丁香、当归洗净切片。猪排骨剁成3cm长的段。葱切段，姜切片。将猪排骨用精盐、鸡精、料酒拌匀，放在蒸锅内，再下入丁香、当归、葱、姜，用武火蒸25分钟，出锅后即可。佐餐食用。

【功效主治】补血止痛。适用于筋骨疼痛。

酸辣猪血

【组成】鲜猪血250g，鸡蛋皮100g，青豌豆50g，湿淀粉50g，花椒汁10g，精盐、鸡精、食醋、香油、植物油、白胡椒粉各适量。

【制法用法】将猪血放入碗中，加清水适量，上笼蒸成血块。取出后切成1cm宽、3cm长的条，鸡蛋皮也切成同样的条。锅中放油适量，放入猪血块、鸡蛋皮、豌豆、精盐、鸡精、食醋、花椒汁、白胡椒粉，烧熟后用湿淀粉勾芡，淋上香油即成。佐餐食用。

【功效主治】补精益血、补心安神。适用于筋骨疼痛。

丹参炒鸡丝

【组成】丹参粉15g，鸡脯肉300g，青瓜300g，葱、姜、精盐、酱油、料酒、植物油各适量。

【制法用法】将丹参研成粉，鸡脯肉、青瓜、葱、姜分别切成丝。将炒锅置火上烧热，加入植物油，烧至七成热时，放入葱、姜、酱油、料酒爆香，放入鸡丝、青瓜、丹参粉、精盐，用武火翻炒5分钟即可。佐餐食用。

【功效主治】活血化瘀、凉血消痈、消炎止痛。适用于筋骨疼痛。

红花蚂蚁炒鸡片

【组成】山药20g，红花6g，蚂蚁20g，鸡肉150g，葱、姜、精盐、鸡精、白酒、植物油各适量。

【制法用法】将山药润透，切成片。蚂蚁洗净，用白酒浸泡。鸡肉洗净，切成3cm见方的块。葱切段，姜切片。将炒锅置武火上烧热，加入植物油，烧至六成热时，加入葱、姜爆香，下入鸡肉片、料酒，炒变色后加入蚂蚁、山药、红花，炒熟后调入精盐、鸡精即成。佐餐食用。

【功效主治】健脾益胃、祛风胜湿、活血化瘀。适用于筋骨疼痛。

陈皮牛肉丝

【组成】牛里脊肉500g。陈皮6g，鲜橙汁20ml，鸡蛋清、葱末、姜末、精盐、鸡精、白糖、酱油、植物油、湿淀粉各适量。

【制法用法】将牛肉切成丝，用蛋清拌开，放入淀粉，搅匀待用。鲜陈皮切丝，放开水中焯去苦味。炒锅置火上，油热后，炒牛肉丝至八成熟，盛入盘中。锅留底油，放入少许葱末、姜末，煸出香味后放入酱油、牛肉丝，在锅中煸炒几下，再将鲜橙汁、陈皮丝放入锅里，放少量精盐、鸡精、白糖，翻炒后加入淀粉汁，即可食用。佐餐食用。

【功效主治】化痰除湿、舒筋通络。适用于筋骨疼痛。

小贴士

预防筋骨疼痛的措施

迄今为止，对筋骨疼痛尚无特效的预防办法。根据其发病的原因，提出以下一些相应的预防措施：

（1）预防感染：感冒、发热、咽炎、扁桃体炎等，有轻度风湿热活动时，应及早应用抗生素或抗病毒治疗，防止疾病进一步发展而引起类风湿关节炎或复发。

（2）加强锻炼，增强抵抗力：经常参加体育锻炼，如做保健体操、打太极拳等。

（3）保持良好的心理状态：有些患者是由于精神受刺激，过度悲伤，心情压抑等而诱发本病。在患病后，情绪的波动往往使病情加重。因此，保持心情舒畅对预防筋骨疼痛有重要意义。

（4）病因预防：根据中医学理论，风、寒、湿邪是引起筋骨疼痛的主要因素，重点在病因预防上。避免受凉、受冻、受风、受潮。避免精神紧张、过度劳累、失眠、性生活过度、出汗后受风、产后及经期下冷水。改善居住环境，应保持室内通风、干燥。注意不要长久使用电风扇、空调等。

第六章　痹证

痹证是指由于风、寒、湿、热等外邪侵袭人体，闭阻经络，气血运行不畅所导致的，以肌肉、筋骨、关节发生酸痛、麻木、重着、屈伸不利，甚或关节肿大灼热等为主要临床表现的病证。

痹证是临床常见的病证，正气不足为发病的内在因素，而感受风寒、湿、热为引起本病的外因，其中尤以风寒湿三者杂至而致病者为多。主要病机为经络阻滞，气血运行不畅。临床分为风寒湿痹及热痹两大类。风寒湿痹中，风气偏胜，肢体关节走窜疼痛，此起彼伏，游走不定者为行痹；寒气偏胜，肢体关节疼痛较剧，遇寒加重，得热痛减者为痛痹；湿气偏胜，肌肤麻木，肢体关节酸痛沉重，痛有定处者为着痹。热痹者，素有蓄热，或寒从热化，关节红肿热痛，活动受限，或伴有发热咽痛，口渴尿赤等症。

第一节　中药内服偏验方

防风桂枝丸

【组成】防风、桂枝、白芍、透骨草各 15g，当归 20g，怀牛膝25g，丹参、凤仙草各30g，桃仁10g，甘草6g。

【制法用法】蜜丸。上药共研细末，和匀，炼蜜为丸，每丸重10g。分装备用。每次服1丸，每日服3次，温开水送服。或上方每日1剂，水煎服。

【功效主治】舒筋活络、祛风止痛。主治四肢麻木，风湿痹痛等。

木耳丸

【组成】苍术（米泔水炙）、当归、蜀椒（去目）、杜仲炭、制附子各60g，威灵仙24g，牛膝30g，木耳600g。

【制法用法】蜜丸。按处方将上药炮制合格，称量配齐，共轧为细粉，和匀过细罗。取炼蜜丸，每丸重9g，一料制丸245粒，分装备用。每次服1丸，日服2次，温开水送服。

【功效主治】祛风散寒、除湿止痛。主治由风寒湿引起的痹证，腰膝疼痛，筋脉拘急。

豨桐丸

【组成】豨莶草、臭梧桐各120g。

【制法用法】先将臭梧桐轧为细粉，过筛。再将豨莶草置于锅内，以适量清水加热煎煮，水量减少时，适当续水约煮2~3小时，取汁过滤静置，药渣续水再煎，如此2~3次，将残渣取出压榨，榨出液与煎汁合并过滤，加热浓缩，炼成清膏。取清膏再加炼蜜与适量清水混匀，与上药粉，泛为小丸，晒干或烘干。分装备用。每次服6~9g，日服2次，温开水送服。

【功效主治】祛风除湿、舒筋活络。主治由风寒湿邪引起的痹证。

龙虎丹

【组成】苍术、制草乌、黑附子各6g，全蝎15g，天麻9g。

【制法用法】上药共研极细末，和匀，贮瓶备用。每次服6g，一日服3次，温开水送服。

【功效主治】祛风湿、温经通络、止痛。主治痹证，筋骨疼痛，经年不能步行者。

羌活防风散

【组成】羌活、防风、甘草、白茯苓各5g，木香1.5g，人参、陈皮各9g，台乌药10g，制南星15g，白术30g，制附子27g。

【制法用法】上药共研为粗末，和匀，贮瓶备用。每次服12g，加生姜3片，大枣2枚，水煎服。日服2~3次，或不拘时服。

【功效主治】祛风除湿、温经散寒、通络止痛。主治风寒湿邪之气着于手足而致麻痹、头重偏痛。

天麻独活散

【组成】制天麻45g，独活、藁本、当归、川芎、制白术各30g。

【制法用法】共研极细末，和匀，贮瓶备用。每次服6~9g，用热酒送服，每日早、晚各服1次。

【功效主治】祛风胜湿、活血祛瘀、温经通络止痛。主治因风寒湿之气袭于足三阴经致腰以下冷如冰。

䗪虫散

【组成】䗪虫、补骨脂、杜仲各30g，牛膝、小茴香各15g。

【制法用法】上药共研极细末，和匀，贮瓶备用。每次服9g，日服2次，用水、酒各半冲服。

【功效主治】益肾散寒、搜风通络。主治痹证日久者。

地黄龟甲丸

【组成】熟地黄、龟甲、白芍、当归、虎骨（狗骨代）、人参、黄芪、杜仲各等份。

【制法用法】蜜丸。上药除熟地黄、龟甲外，余药共研为粗末，取部分粗末，与熟地黄、龟甲共捣烂，晒干或低温干燥，与上余粗末共研为细末，和匀，用1.3倍量炼蜜和药为丸，每丸重9g。分装备用。每次服1丸，日服2次，淡盐汤送服。

【功效主治】补肝肾、强筋骨。主治腰腿疼痛，筋骨痿软，不能步履等。

桑枝丸

【组成】桑枝40g，千斤拔、宽筋藤各5g，黑老虎1.8g。

【制法用法】蜜丸。上药共研细末，和匀，以1.3倍量炼蜜和药为丸，每丸重3g，分装备用。每次服2丸，日服2次，温开水送服。

【功效主治】祛风除湿、舒筋活络。主治由风湿之邪所致之骨痛、关节疼及风湿痹痛等。

五灵脂方

【组成】五灵脂50g，生川乌、伸筋草各25g。

【制法用法】上药共研细末，和匀，以冷开水泛为小丸，每8丸重（丸心）1g，贮瓶备用。每次服2丸，日服2次，淡盐水或温开水送服。服后如无不良反应，病情较重者，每次服量可渐增至3~5丸。

【功效主治】祛风湿、散寒邪、利关节、止痹痛。主治风寒湿痹，筋骨麻木，肩臂，腰膝，腿足窜痛等。

北豆根丸

【组成】北豆根 25g，五加皮、透骨草各 20g，苍术、防风各 10g，丹参 15g。

【制法用法】浓缩丸。先取五加皮、苍术、防风共粉碎，过筛，细粉留用。粗末与其余药材加水煎煮提取 3 次，药液过滤后合并，加热浓缩成稠膏，与上细粉混匀，制成软材，备用。每次服 1~2 丸，日服 2 次，温开水送下。

【功效主治】祛风定痛、燥湿活血。主治风寒湿痹，筋骨腰膝疼痛。

七圣散

【组成】杜仲（姜汁炒）、川续断、萆薢、防风、独活、川牛膝（酒浸）、甘草各等份。

【制法用法】上药共研极细末，和匀，贮瓶备用。每次 6g，日服 2 次，食前酒调服。

【功效主治】益肾壮骨、祛风止痛。主治老人脚膝疼痛，不可履地。

当归散

【组成】当归（去芦，酒浸）、赤茯苓、黄芪（去芦）、片姜黄、羌活各 45g，炙甘草 15g。

【制法用法】上药共研粗末，和匀，贮瓶备用。每次服 12g，加生姜 5 片，大枣 1 枚，水煎服。温服，不拘时候服。

【功效主治】益气活血、除湿散寒。主治身体烦疼，项背拘急，或痛或重，举动艰难及手足冷痹，腰腿沉重，筋脉无力。

黄芪丸

【组成】黄芪（蜜炙）60g，当归身（酒洗）、片姜黄（酒炒）各45g，羌活、防风、赤芍（酒炒）各30g，炙甘草15g。

【制法用法】上药共研细末，和匀，另取生姜、红枣煎汤泛丸，如梧桐子大，贮瓶备用。每次服9~12g，日服2次，热汤或温酒送服。

【功效主治】益气养血、祛风散寒。主治中风身体烦疼，项背拘急，手足冷痹，腰膝沉重，举动艰难。

没药散

【组成】没药（另研）、五加皮、干山药、桂心、防风（去芦）、羌活（去芦）、白附子（炮）、骨碎补（去毛）、香白芷、苍耳（炒）、自然铜（醋炙）各15g，血竭（另研）7.5g，狗胫骨（醋炙）60g，败龟甲（醋炙）30g。

【制法用法】糊丸。上药共研细末，和匀，酒煮面糊为丸，如梧桐子大，晒干，贮瓶备用。每次服二十丸，日服2次，空腹时温酒送下。

【功效主治】祛风散寒、舒筋壮骨、活血止痛。主治走注疼痛，四肢麻痹。

附子散

【组成】附子（炮）、桂心、没药（另研）、威灵仙、干漆（炒去烟）、牛膝（酒浸）各15g。

【制法用法】上药共研极细末，和匀，贮瓶备用。每次服 6g，每日服 2 次，食前温酒送下。

【功效主治】温肾壮阳、祛风除湿、活血止痛。主治妇人腰脚疼痛。

羌活散

【组成】羌活、汉防己、防风、酸枣仁、道人头、川芎各 10g，附子（炮）、麻黄（去皮根节）、天麻各 15g，黄松节、薏苡仁各 20g，荆芥 8g。

【制法用法】上药共研极细末，和匀，贮瓶备用。每次服 6g，日服 2 次，温酒或温开水送服。

【功效主治】祛风散寒、活血通络。主治行痹。

萆薢丸

【组成】萆薢（炒）、山芋、川牛膝（酒浸）、山茱萸（去核炒）、熟地黄（焙）、泽泻各 30g，金狗脊（去毛）、地肤子（炒）、白术各 15g，干漆（炒令烟尽）、天雄（炮）、车前子（炒）、蛴螬（生，另研）各 22.5g，茵芋（去皮茎）7.5g。

【制法用法】蜜丸。上药共研细末，和匀，炼蜜为丸，如梧桐子大，晒干，贮瓶备用。每次服 10 丸，日 2 夜 1 次，空腹时温酒送下。

【功效主治】益肾壮阳、清热利水、祛风止痛。主治血痹、风痹。

没药乳香散

【组成】没药、乳香各 3g，桃仁、红花、当归、羌活（酒炒）、地龙（酒炒）、牛膝（酒炒）、五灵脂（酒炒）、甘草、香附各 6g。

【制法用法】上药共研极细末，和匀，贮瓶备用。每次服 6g，日服 2 次，温酒或温开水送服。

【功效主治】活血散瘀、祛风通络、清热燥湿。主治痛风。

续断丸

【组成】川续断（姜酒炒）、牛膝（姜酒炒）、川萆薢（姜汁炒）各 30g，防风 15g，川乌（炮）1 枚。

【制法用法】蜜丸。上药共研细末，和匀，炼蜜为丸，如弹子大，贮瓶备用。每次服 1 丸，细嚼，醇酒或温开水送下。

【功效主治】祛风除湿、散寒止痛。主治风寒湿痹，筋挛骨痛。

十味膏

【组成】豨莶草、桑枝各 50g，当归 45g，白花蛇 35g，威灵仙、秦艽、透骨草、伸筋草、桂枝、地龙各 25g。

【制法用法】上药加水煎煮 3 次，每次煮沸 1~2 小时，滤汁去渣，合并 3 次滤液，加热浓缩成清膏，再加蜂蜜 300g，收膏即成。贮瓶备用。每次服 15ml，日服 3 次，白开水调服。

【功效主治】祛风除湿、搜风通络、活血散寒。主治痹证。

蜈蚣散

【组成】蜈蚣、细辛各 20g，白花蛇、伸筋草、甘草各 30g，当归、白芍各 60g，制乳香、制没药各 9g。

【制法用法】上药共研极细末，和匀，贮瓶备用。每次服 6g，每日服 2~3 次，温酒送下。

【功效主治】搜风通络、活血化瘀、缓急止痛。主治痹证。

白花蛇散

【组成】白花蛇、炒艾叶各 25g，羌活、防风、地鳖虫、川芎、木瓜、五加皮、地龙、当归、伸筋草、秦艽各 15g。

【制法用法】上药共研极细末，和匀，贮瓶备用。每次服 9~15g，每日服 3 次，白开水调服。同时取本散 30~50g，置脚盆内，用沸水冲泡，加盖 5~10 分钟，待温，浸泡双足 20~30 分钟，二次加温再泡，每日 2 次。

【功效主治】活血通络、祛风除湿。主治痹证。

四藤膏

【组成】鸡血藤 15g，海风藤、伸筋草、络石藤、青风藤各 10g，威灵仙 9g，红花 3g。

【制法用法】上药加水煎煮 3 次，滤汁去渣，合并 3 次滤液，加热浓缩成清膏，再加蜂蜜 15g，收膏即成。收贮备用。每次服 15g，日服 2 次，开水化服。

【功效主治】祛风除湿、活血通络。主治风寒湿痹。

杜仲木瓜散

【组成】杜仲、木瓜、小茴香各 90g，羌活、独活、川牛膝、威灵仙各 60g，制附子 30g。

【制法用法】上药共研极细末，和匀，贮瓶备用。每次服 6~9g。日服 2 次，温开水送服。

【功效主治】祛风除湿、益肾逐寒。主治下肢风湿性关节炎，

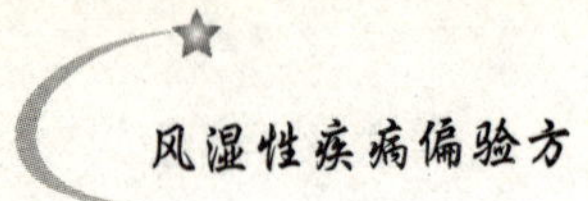

腰腿痛及肌肉疼痛等。

秦艽寄生丸

【组成】桑寄生 50g，秦艽、威灵仙、桂枝、当归、杜仲各 30g，独活、牛膝各 25g，甘草 9g。

【制法用法】蜜丸。上药共研细末，和匀，炼蜜为丸，如梧桐子大，晒干，贮瓶备用。每次服 9g，每日服 3 次，温酒或温开水送服。

【功效主治】祛风除湿、益肾活血、缓急止痛。主治风寒湿痹。

忍冬藤散

【组成】忍冬藤 50g，苍术、黄柏、桑寄生、丝瓜络各 30g，红花、桃仁各 15g。

【制法用法】上药共研极细末，和匀，贮瓶备用。每次服 9~15g，每日服 3 次，温开水冲服。

【功效主治】清热利湿、活血通络。主治风湿热痹。

老鹳草丸

【组成】老鹳草、忍冬藤、板蓝根、桑枝各 30g，豨莶草、海桐皮、秦艽、赤芍药各 15g，威灵仙、桂枝、地龙各 12g，羌活、独活各 9g。

【制法用法】蜜丸。上药共研细末，和匀过筛。取上药粉，以炼蜜（约 1.3 倍量）为丸，每丸重 9g，分装备用。每次服 1 丸，日服 2~3 次，温开水化服。

【功效主治】祛风除湿、清热消肿。主治风湿热痹。

第二节 中药外用偏验方

川乌膏

【组成】川乌（研为细末）500g。

【制法用法】以隔年陈醋适量入砂锅内，将川乌细粉投入搅匀，慢火熬膏，如酱色即成。收贮备用。外用。用时取此膏药适量，外敷患处。

【功效主治】祛风除湿、舒筋散寒。主治手足拘挛。

二乌膏

【组成】生川乌、生草乌、生半夏、生南星各15g，炮姜、肉桂、白芷、樟脑、伸筋草各10g。

【制法用法】上药共研细末，和匀，用蜂蜜适量调和成软膏状，收贮备用。外用。用时取此膏适量，外敷痛处。上盖敷料，胶布固定。每日换药1次。

【功效主治】祛风除湿、散寒止痛。主治风寒湿痹。

马钱子乳香膏

【组成】马钱子、乳香、甘草各9g，麻黄12g，细辛10g，透骨草30g，香油适量。

【制法用法】将上药共研细末，过筛，加香油调成糊状。取本品敷于患处，纱布或塑料布覆盖，绷带固定。每次选1~2个肿痛及功能障碍最甚的关节贴敷24小时。

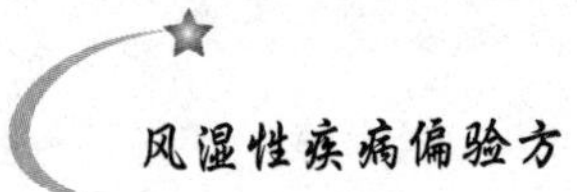

【功效主治】活血通络、散寒止痛。主治痹证。

川乌草乌散

【组成】川乌、草乌、麻黄、桂枝、威灵仙各30g，细辛、独活、白芷、苍术各20g，樟脑（研细）10g。痛甚加乳香、没药；病在肩部加川芎、姜黄；腰骶痛加杜仲、桑寄生、狗脊。

【制法用法】将上药共研为细末，过筛，用高度白酒和药。趁热装入布袋，厚约1~1.5cm。取本品敷于患处，每次20~30分钟，每日1~2次，3~4日1剂，2剂为1个疗程。

【功效主治】活血通络、散寒止痛。主治痹证。

蜈蚣散

【组成】乌梢蛇、淫羊藿、当归各15g，蜈蚣2条，制川乌、制草乌、五加皮各10g，鸡血藤、川桂枝、白芷、赤芍各12g，生薏苡仁、熟薏苡仁、白芍各20g，甘草6g，鹿角片9g。

【制法用法】将上药每日1剂，水煎2次混合，第3煎加黄酒150g、米醋50g，15分钟后煎至近干，装布袋内，即为熨药。取熨药热敷患处。10日为1个疗程，每疗程间隔2日。

【功效主治】活血通络、散寒止痛。主治痹证。

川乌方

【组成】生川乌、生草乌各100g，羌活、独活各200g，白芷300g。

【制法用法】将上药烘干共研为细末，过筛，用白酒或乙醇喷润，制成药饼。取本品敷患处，厚约0.3~0.5cm，塑料薄膜封盖后，用熔化的白蜡再涂1~2cm厚，20分钟后，蜡温接近皮温时将药取下，每日 1 次，每剂药末可用 3 次，10 次为 1 个疗程。并用吲哚美辛每次 25mg，每日 3 次口服。

【功效主治】祛风湿、舒筋络。主治痹证。

乌蛇细辛洗剂

【组成】麻黄、花椒、生马钱子各 6g，桂枝、红花、生南星各 15g，当归、川芎、羌活、独活、乌蛇各 20g，威灵仙 30g，生川乌、生草乌各 12g，细辛、白芥子各 10g，艾叶 8g，透骨草 30g。

【制法用法】将上药共研为粗末，用纱布包裹。用中药汽浴器，将本品煮沸 20 分钟后，药温 42~47℃；蒸气浴 30 分钟，每日 1 次，7 次为一个疗程。

【功效主治】祛风湿、舒筋络。主治痹证。

四生方

【组成】生川乌、生草乌各 40g，生半夏、生南星、荜茇各 30g，胡椒 60g，细辛、蟾酥各 24g，25%~550/0 乙醇 1000ml。

【制法用法】将上药轧碎，密封浸泡 1 周，过滤去渣。取 4 层纱布浸泡本品敷于患处，再以红外线灯或 100~200 瓦的白炽灯照射至纱布干燥，每日 1~2 次，7 日为一个疗程。

【功效主治】活血通络、散寒止痛。主治痛痹。

食盐熨烫法

【组成】食盐 500g，小茴香 120g。

【制法用法】共放锅内炒极热。取出一半用布包住熨烫痛处，凉了再换另一半，再炒，如此反复更换熨烫数回。每日上下午各

1次。

【功效主治】祛风散寒。适用于关节痛、腰痛、腿痛。

壁虎散

【组成】壁虎6个，辰砂（朱砂）4g。

【制法用法】用镊子把活壁虎口张开，每个喂一些辰砂，放入瓶内，不久将食用辰砂死去的壁虎焙干，研末即成。用时取适量药粉，用醋调成糊状，敷于增生疼痛处，外用麝香膏固定，隔日换药。

【功效主治】祛风定惊、消瘀散结。适用于常发于颈、背、腰及足跟等处缠绵难愈的骨质增生症，症见局部疼痛麻木、活动受限。

姜醋威灵仙敷

【组成】姜、醋各适量，威灵仙50g。

【制法用法】将威灵仙及鲜姜捣碎，研成细末，以少量醋调成糊状。外敷于足跟痛处，用纱布或胶布包扎固定（注意要包紧，以使药糊充分接触患部），每日换药1次。

【功效主治】宣通经络、祛风散寒。适用于足跟疼痛或足跟部骨质增生。

黄豆根

【组成】黄豆根（在土内者）500g。

【制法用法】将豆根冲洗干净，加水煎汤。趁热浸泡洗烫数次。

【功效主治】祛风湿、舒筋络。适用于脚后跟痛不能着地。

仙人掌敷

【组成】仙人掌（取2年以上生长健壮的）适量。

【制法用法】将仙人掌上的刺去掉，然后切碎捣烂为泥。敷于足跟痛处，每日更换1次，连续敷用5~6天可愈。

【功效主治】清热解毒、驱寒散瘀。适用于足跟痛。

姜辣药汁

【组成】干姜60g，干辣椒30g，乌头20g，木瓜25g，水2000ml。

【制法用法】将上药4味放入水中煮30~40分钟。用煎好的药趁热熏患部，药凉再加热，将药汁倒出，用干净毛巾蘸药汁敷于患部。如此反复2或3次，每日早晚1遍。

【功效主治】温经散寒、除湿止痛。适用于风湿性关节炎或慢性关节炎之遇寒痛甚、屈伸不利，伴有脚趾麻木。

葵花盘膏

【组成】向日葵盘（开花时摘下）适量。

【制法用法】将葵盘放入砂锅内，加水煎成膏状。外敷关节处，包扎固定，每日1次。

【功效主治】清热解毒、透邪外出。适用于风湿性关节炎、肩关节周围炎。

黑豆枕头

【组成】黑豆（即乌豆）适量。

【制法用法】将黑豆用锅蒸至变色，装入枕头心中枕用。每晚睡觉用。

【功效主治】解毒、清热、活血。适用于颈项强直、筋挛。

附桂膏

【组成】生大附子（切片）、肉桂（研极细末）各240g，麻油1500ml，柏枝尖2500g，松毛心2500g，黄丹300g，铅粉300g。

【制法用法】先将麻油入锅烧滚，下柏枝、松毛、附子、次第入油锅炸，滤净去渣，下肉桂末，搅匀，再熬，下黄丹、铅粉，不住手搅拌，至滴水成珠，膏成，入瓦器内，浸冷水中，拔去火毒，取出加热熔化，待温，用布摊膏，收贮备用。外用。用时取膏药温热化开，肚腹畏寒者贴肚脐。

【功效主治】温补肾阳、散寒止痛。主治手足麻木，筋骨疼痛及肚腹畏寒者。

狗皮膏

【组成】制乳香18g，阿魏30g，制没药18g，麝香3g，肉桂15g，公丁香15g，木香12g。

【制法用法】上药各研细末，和匀后，拌入清凉膏960g内，和匀，摊狗皮上。大张用药21g，中张用药16.5g，小张用药12g。外用。用时取膏药贴敷患处（痛处）。

【功效主治】活血散瘀、散寒止痛。主治筋骨酸痛，并治跌打损伤。

摩风膏

【组成】蓖麻子（去壳，研）30g，生川乌（去皮）15g，乳香（研）4.5g。

【制法用法】上药以猪脂共研成膏，收贮备用。外用。用时取膏烘热涂患处，以手心摩之，觉热如火效。

【功效主治】祛风散寒、活血止痛。主治风毒攻注、筋骨疼痛。

斑蝥血蝎膏

【组成】斑蝥 50g，血竭、七叶一枝花、肉桂各 10g，冰片、炮穿山甲、细辛、雄黄、生川乌、升麻各 5g。

【制法用法】上药共研细末，和匀。取 90% 药末，用 10% 蜂蜜调和成糊状，备用。可用时调制成膏。外用。用时取膏药适量，于阿是穴（痛处）涂敷，直径约 3cm，厚 1~1.5cm。再在膏层上撒本散（药末）适量，上盖敷料，胶布固定。24 小时后可形成药疱，消毒保护局部干净，1 周后即可自行吸收。

【功效主治】温经通络、活血化瘀。主治痹证。还可用于风湿性关节炎或类风湿关节炎。

三黄八神膏

【组成】黄芩、黄柏、大黄、鱼腥草、金银花、连翘、赤芍各 30g，冰片（另研）1g。

【制法用法】上药共研细末，和匀，备用。用时配制。外用。用时取药末 20g，以蜂蜜调成软膏状，摊在牛皮纸上（做成 20cm × 20cm 大小的薄层膏药），其周围用脱脂棉条绕一圈，直接敷于患处，用绷带包扎固定，每 2 日换药 1 次，直至治愈为度。

【功效主治】清热解毒、消肿止痛。主治化脓性关节炎。

羌活独活方

【组成】羌活、独活、川乌、草乌、乳香、没药各 50g，透骨草 100g。

【制法用法】片剂。将上药研为细末，和匀，按药粉:石蜡=22∶1 比例取石蜡加热熔化，放于大搪瓷碗内，待 60℃ ~700℃蜡温时，加入药粉，混合均匀，候冷至 45℃ ~48℃时压成药蜡片，收贮备用。外用。用时取药蜡片贴于患处和相关穴位上，上贴伤湿止痛膏固定，或直接将药蜡分层涂于患处皮肤上，厚 0.5cm~1cm，外面包一层蜡布（用五层纱布做成）后，再用毛巾保暖，使其不易散热。每日 1 次，连续 20~30 次。

【功效主治】祛风除湿、活血通络、散寒止痛。主治痹证。

威灵仙贴

【组成】威灵仙、独活、川牛膝、生川乌、生草乌各 20g，透骨草 30g，生铁屑 100g，樟脑 10g。

【制法用法】上药除铁屑末外，共研粗末，与炒热后的生铁末拌匀，备用。外用。用时趁热取上药末，再加食醋适量搅拌匀装入布袋（布袋规格为长 4.5cm，宽 3.5cm，厚 1.5~2cm），缝好口，放患处熨贴。每次 15~30 分钟，每日 2 次。每袋药物可用 3~5 日。

【功效主治】祛风除湿、温经通络、消肿止痛。主治痹证。

辣椒膏

【组成】辣椒 50g，生半夏、生南星、荜茇各 15g，蟾酥、细辛各 12g，生川乌、生草乌、红花各 20g。

【制法用法】上药共研细末，和匀，用凡士林调和成软膏状，收贮备用。或用时以白酒调敷。外用。用时用此膏适量，摊于牛皮纸上，贴于患处，或以胶布固定。每日或隔日换药 1 次。

【功效主治】祛风除湿、散寒止痛。主治痹证。

第三节　药膳偏方

狗骨酒

【组成】狗骨、白酒各适量。

【制法用法】将狗骨浸于酒内，15 日后可服。每日 2 次。

【功效主治】益血脉、暖腰膝。适用于风湿痹证之腰腿痛、肌肉萎缩等。

谷子秆烧灰

【组成】谷子秆（茎）。

【制法用法】用谷秆烧灰熏烤，并以热灰敷于患处。每晚 1 次。

【功效主治】祛寒湿、舒筋骨。适用于寒湿性腰腿痛、肩背痛、关节痛。

木瓜粥

【组成】木瓜 15g，粳米 100g，姜汁、蜂蜜各少许。

【制法用法】木瓜研末与粳米煮作粥，临熟调入姜汁、蜂蜜。可任意服食。

【功效主治】适用于霍乱转筋、足膝无力以及湿痹脚气等。

鲜阳桃

【组成】阳桃（即五敛子）适量。

【制法用法】将鲜阳桃切碎捣烂。以凉开水冲服，每日 2 或 3

次，每次 1~2 个。

【功效主治】去风热、利小便。适用于骨节风痛、小便涩热、热毒、痔疮出血等。

泡萝卜叶

【组成】干萝卜叶 100g。

【制法用法】先将干萝卜叶上的尘土冲净，然后放在澡盆里用温水泡开，再加热水洗澡。每日 1 次。

【功效主治】祛寒湿。适用于寒证及神经痛。

蹄筋汤

【组成】蹄筋（牛蹄筋、猪蹄筋任选）80g，鸡血藤 50g，枣 6 枚，盐少许。

【制法用法】先将蹄筋用清水浸一夜，翌日用开水浸泡 4 小时，再用清水洗净，便可与上述各物一起放入砂锅内，加开水两碗半煎煮，沸后中火煮至仅剩半碗水，加盐调味。饮汤吃筋。

【功效主治】活血通脉、祛风湿，强筋骨。适用于风湿疼痛。

两面针煮鸡蛋

【组成】两面针（入地金牛）10g，鸡蛋 1 个。

【制法用法】将两面针与鸡蛋同煮，蛋熟去皮再煮片刻。饮汤食鸡蛋。

【功效主治】定痛。适用于风湿骨痛、胃痛、牙痛以及挫伤疼痛等。

羊胫骨末

【组成】羊胫骨 1 根，黄酒适量。

【制法用法】将羊胫骨用火烤至焦黄色，捣碎，研末。每饭后以温黄酒送服 5g，日 2 次。

【功效主治】益肝肾、强筋骨。适用于筋骨痛或骨质增生所致的腰痛。

牛筋汤

【组成】牛筋 50g，续断、杜仲各 15g，鸡血藤 50g。

【制法用法】水煎。食筋饮汤。

【功效主治】补肝肾、强筋骨。适用于筋骨酸软乏力或伤筋。

猪肉炖沙参

【组成】瘦猪肉 250g，沙参 30g，油、盐、葱、姜各少许。

【制法用法】瘦猪肉切片，锅置于火上烧热下油，先煸炒猪肉，再放入沙参及各种调料，加适量温水煮熟。连肉带汤分 2 次吃下。

【功效主治】祛寒湿。适用于风湿疼痛。

松子四味汤

【组成】松子 10~15g，当归、桂枝、羌活各 6g，黄酒适量。

【制法用法】松子及三味中药加水和黄酒等量共煎。每日 2 次分服。

【功效主治】活血、通络、祛风。适用于风湿性关节痛。

龟甲杜仲酒

【组成】龟甲（乌龟的腹甲）、杜仲各适量。

【制法用法】将上两味浸入白酒内，40天后可服用。每日2次。

【功效主治】祛湿宣痹。适用于风湿性关节炎引起的疼痛。

椒红松柏丸

【组成】椒红（花椒之果皮）500g，嫩松叶、嫩柏枝各250g，白酒适量。

【制法用法】椒红炒焦研末，松柏枝叶微炒研细末，酒泛为丸。饭后服，每服5g，每日2次或3次。

【功效主治】除湿定痛。适用于历节风痹之关节肿痛、四肢不遂等。

黄豆汤

【组成】黄豆60g。

【制法用法】加水煎汤。饮服每日2次。

【功效主治】除湿祛风。适用于筋脉拘挛、膝痛。

煮乌鸡

【组成】乌母鸡1只。

【制法用法】按常法将乌鸡收拾干净，加水煮烂熟，用手把鸡撕碎。以豉汁、葱、姜、椒、酱调味蘸食。每日1次。

【功效主治】祛寒湿。适用于风寒湿痹之骨中疼痛。

山楂树根

【组成】山楂树根 30~60g。

【制法用法】煎汤。每服 1 次。

【功效主治】适用于风湿性关节炎、水肿。

鲜芝麻叶

【组成】鲜芝麻叶（或鲜芝麻秸）60g。

【制法用法】水煎。每日 2 次。

【功效主治】祛寒湿。适用于风湿性关节炎。

鼠尾猪蹄汤

【组成】鼠尾（中草药）50g，猪蹄 1 只，盐少许。

【制法用法】将猪蹄劈开切块，加水与鼠尾共炖，食盐调味。吃猪蹄饮汤。

【功效主治】祛风湿、舒筋络。适用于风湿性关节痛、腰脊劳损、跌打扭伤等。

鹿蹄汤

【组成】鹿蹄 4 只，盐及调料适量。

【制法用法】先将鹿蹄清水煮熟，加油、盐、酱油、料酒等调料，再煮至极烂熟。空腹食肉饮汤。

【功效主治】祛风湿、舒筋络。适用于诸风脚膝疼痛不能着地。

鲍鱼壳

【组成】鲍鱼壳(即石决明)、蛇蜕、苏薄荷各 15g，黄酒适量。

【制法用法】将前三味放入碗内，倒入黄酒，加盖蒸约 30 分钟。每日服饮 1 次。

【功效主治】息风、清热、定痛。适用于坐骨神经痛。

乌贼鱼干

【组成】乌贼鱼干（墨斗鱼干，带骨）2 只，白酒 250ml。

【制法用法】以文火共炖。食肉喝汤，每日 2 次分服。

【功效主治】息风、定痛。适用于风湿性关节炎。

醋葱

【组成】陈醋 1000g，葱白 50g。

【制法用法】先煎醋剩至一半时，加入切细的葱白，再煮两沸，过滤。以布浸醋液并趁热裹于患处，每日 2 次。

【功效主治】通窍、发散。适用于治急性关节炎肿痛。

桑枝鸡汤

【组成】桑枝（取老枝用）60g，老母鸡 1 只，盐少许。

【制法用法】将母鸡去毛及内脏。老桑枝刷洗干净，切成小段，加水与鸡共煮至鸡烂汤浓，用时加盐调味。饮汤吃鸡肉。

【功效主治】益精髓、祛风湿、利关节。适用于风湿性关节炎、四肢发麻、颈背酸痛、腰肌劳损等。

贴红辣椒皮

【组成】干红尖辣椒 25 个，花椒 30g。

【制法用法】先将花椒加水 3000ml，文火煎半小时，再入红辣椒煮软取出，去子。将辣椒皮撕开，贴于患处，共三层，以花椒水热敷加熏 1 小时左右即可。每晚 1 次，连用 1 周。

【功效主治】散寒除湿。适用于慢性风湿性关节炎。

母鸡石榴皮汤

【组成】母鸡 1 只，石榴皮 150g。

【制法用法】母鸡开膛去内脏，切大块，同石榴皮共煮。吃肉饮汤，每日 2 次。

【功效主治】散寒除湿。适用于风湿性关节炎。

乌头粥

【组成】生川乌 10g，大米（新米、香米、糯米）50g，姜汁 10ml，蜜枣 12 枚。

【制法用法】川乌入锅加水 1000ml，煮沸，再用文火煨 30 分钟，加姜汁、蜜枣、大米煮至烂熟为止。每日 1~2 次，每次 300ml 左右，热服。

【功效主治】温经散寒、除痹止痛。适用于寒痹邪实所致筋骨剧痛，四肢屈伸不利者。

木瓜薏苡仁粥

【组成】薏苡仁 30g，刺木瓜 20g，冰糖 10g。

【制法用法】将木瓜、薏苡仁洗净，一同入锅，加水 800ml，先浸泡 10 分钟，煮沸后用小火慢炖至薏苡仁酥烂，放入冰糖溶化，即可。每日 3~4 次，每次 200ml 左右，热服。

【功效主治】祛风利湿、舒筋止痛。适用于关节活动不利，手足痉挛，屈伸不利。

附片蒸羊肉

【组成】制附片 30g，鲜羊腿肉 500g，老姜 10g，葱段 6g，料酒 15ml，胡椒粉、味精、食盐各适量，清汤 300ml，猪油 30g。

【制法用法】将羊肉洗净，放入锅中，放水 1000ml，将羊肉煮熟，捞出，切成小薄片。附片洗净放入碗底，附片上放羊肉片，再放猪油、料酒、葱段、老姜（去皮切片）、清汤，入蒸笼蒸 3 小时，出笼前放味精、食盐、胡椒粉，即可。每日 2 次，每次 100g 左右。

【功效主治】蠲痹散寒、益气养血。适用于寒痹阳虚，手足拘挛剧痛者。

鳝鱼猪肉羹

【组成】鳝鱼 300g，猪瘦肉 100g，杜仲 15g，黄芪 10g，植物油 50g，葱、姜、酒、醋、胡椒粉、食盐各适量。

【制法用法】先将杜仲与黄芪入锅，加水 500ml，煮沸后用文火煮 20 分钟，捞出中药备用。鳝鱼剖开去内脏、去头尾，留血，切段，备用。将猪肉洗净剁末，放热油锅内煸炒后，加入杜仲黄芪药汁，煮沸，放入鳝鱼段、葱、姜、料酒烧沸后，用文火炖至鱼酥，加醋、胡椒粉即成。每日 2 次，每次 100g~150g。

【功效主治】补肝肾、益气血、祛风通络。适用于行痹关节疼痛，屈伸不利，手足痉挛、拘急等。

壮阳狗肉汤

【组成】狗肉 800g，菟丝子 20g，附片 15g，生姜 10g，葱 5g，草果 1 个，味精、食盐各适量。

【制法用法】将狗肉洗净，整块下水焯透，捞出，切成2.5cm×2.0cm小块，下锅用姜片煸炒，倒入绍酒5ml，然后用纱布包好菟丝子、附片同入砂锅内，加水2000ml，用武火煮沸后，放入姜片、葱、食盐用文火炖至狗肉烂熟，即成。每日2次，每次200g左右。

【功效主治】补脾肾、蠲痹散寒、益气养血。适用于手足关节畏寒、疼痛、麻木，肢体拘挛者。

杜仲煨羊肉

【组成】鲜羊肉500g，人参、杜仲、桂枝各15g，甘草5g，生姜10g，葱、食盐、味精各适量。

【制法用法】羊肉洗净血水，切成2cm见方小块，生姜去皮拍破与羊肉块、人参、杜仲、桂枝、甘草一同入土罐，加水1000ml，将土罐置草木灰火或木炭火中煨6~8小时，食用前放食盐、味精、葱花等。每日2~3次，每次100g左右，肉汤一起食用。

【功效主治】补益气血、补肾健骨。适用于关节疼痛迁延不愈，晨僵，手足痉挛、拘急等。

羊脊粥

【组成】羊脊骨1500g，薏苡仁、肉苁蓉各30g，党参20g，姜、黄酒、食盐各适量。

【制法用法】先将羊脊骨洗净，砍成小块入锅，加水2000ml，生姜去皮拍破，与食盐、薏苡仁、肉苁蓉、党参一同入锅，先用武火烧沸后，用文火煮至骨烂，汤呈乳白色即可。每日2~3次，每次300ml左右。

【功效主治】补虚弱、益精气、强筋骨。适用于中晚期骨质破坏，全身消瘦，神乏无力，腰膝酸软等。

小贴士

中医认为痹证或痹病的饮食原则，要以扶正为主，以达到扶正不恋邪，祛邪而不伤正的目的。

（1）痹证急性发作期，饮食宜选清淡食物，忌油腻、刺激、辛辣之品，以防助火之弊。

（2）邪阻气血，通则不痛，痛则不通。故痹证疼痛宜食用温经通络，活血止痛之酒类或常用药膳。

（3）痹证多因风、寒、湿、邪等阻痹气血经络所致，故宜多选用祛风、散寒、化湿、通络之膳食，如芹菜、油菜、韭菜、香葱、香菜、木瓜、薏苡仁、辣椒等。

（4）正气内虚是痹证根本，应予以补气血、益肝肾等之类的食品。辅助治痹证所常用的药膳，如牛肉、羊肉、鱼肉、狗肉、蛇肉等。

（5）痹证有风、寒、湿、热、虚等证候不是固定不变的，可能相互之间互相转变，故应随病情变化而调整膳食。

（6）痹证多迁延难愈、反复发作，故药膳食疗要长期坚持，所选药膳应性味平和，不伤正，不碍胃，以利长期食用。

制法与用法要得当，患者的饮食是预防和治疗疾病的，所以在制作时，一般不应取炸、烤、爆、熬等烹调方法，以免改变食物的性味和有效成分，或使其性质发生改变而失去治疗作用。应取蒸、炖、煮、煲汤等烹调方式，使食物保持食性不变。每次烹制也不宜太多，以免一次吃不完，造成食物变质，也会改变食性和治疗功效，使得疗效下降，甚至会引起食物中毒。进食量每次不宜过多，食疗原则为少量多餐，细水长流，长期坚持食用才能收到好的效果。切忌一次食用过多，导致消化不良等。

参考书目

《寿世保元》

《医方考》

《丹溪治法心要》

《脉因证治》

《简明医彀》

《备急千金要方》

《奇效良方》

《施丸端效方》

《金匮翼》

《证治准绳》

《世医得效方》

《明医指掌》

《医门法律》

《医学妙谛》

《医学传灯》

《太平惠民和剂局方》

《太平圣惠方》

《普济本事方》

《仁斋直指方论（附补遗）》

《名医外治妙方》

《风湿病中医保健》

《痛风千家妙方》

《痛风效验秘方》

《新编中医验方大全》

辽宁中医杂志

中医杂志

黑龙江中医药

浙江中医杂志

福建中医药

广西中医药

河北中医

白求恩医科大学学报

中国中西医结合杂志

陕西中医

江西中医药

云南中医中药杂志

中国中医药信息杂志

上海中医药杂志

甘肃中医

实用中医药杂志

中医研究

中医函授通讯

上海医学

吉林中医药

中药材

四川中医

湖南中医学院学报

甘肃中医学院学报

新疆中医药

中国乡村医生

贵阳中医学院学报

湖南中医药导报

云南中医学院学报

浙江中医学院学报

中医外治杂志	陕西中医函授
中医药研究	中医药学报